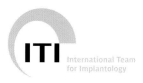

第八卷

国际口腔种植学会（ITI）口腔种植临床指南

——口腔种植生物学和硬件并发症

ITI Treatment Guide

Biological and Hardware Complications in Implant Dentistry

丛书主编　（荷）丹尼尔·维斯梅耶（D. Wismeijer）

（瑞士）丹尼尔·布瑟（D. Buser）

（澳）斯蒂芬·陈（S. Chen）

主　　编　（瑞士）布拉格（U. Brägger）

（澳）海茨梅菲尔德（L. J. A. Heitz-Mayfield）

主　　译　宿玉成

译　　者　戈　怡　刘　倩　张　玺　蒋瑞芳

北方联合出版传媒（集团）股份有限公司

辽宁科学技术出版社

沈　阳

图文编辑：

邢俊杰　高　霞　凌　侠　董　明　胡书海　季秋实　贾崇富　姜　龙　李晓杰　刘慧颖　任　翔　许　诺
杨　茜　于　旸　尹　伟　左恩俊　高　阳　李　霞　浦光瑞　权慧欣　吴大雷　郑童娇　田冬梅　左　民
温　超　段　辉　吴　涛　邱　焱　蔡晓岚　阎　妮　李海英　郭世斌　李春艳　刘　晶　刘晓颖　孟　华
潘峻岩　秦红梅　沈玉婕　陶　冶

This is translation of
Biological and Hardware Complications in Implant Dentistry (English Edition)
By U. Brägger, L. J. A. Heitz-Mayfield
© 2015 by Quintessence Publishing Co, Ltd

图书在版编目（CIP）数据

国际口腔种植学会（ITI）口腔种植临床指南. 第8卷，口腔种植生物学和硬件并发症 /（瑞士）布拉格（U.Brägger），（澳）海茨梅菲尔德（L.J.A.Heitz–Mayfield）主编；宿玉成主译.—沈阳：辽宁科学技术出版社，2017.9（2021.5重印）
ISBN 978–7–5591–0240–9

Ⅰ. ①国…　Ⅱ. ①布…　②海…　③宿…　Ⅲ. ①种植牙—口腔科学—生物学—指南　②种植牙—并发症—指南　Ⅳ. ①R782.12–62

中国版本图书馆CIP数据核字（2017）第100522号

出版发行：辽宁科学技术出版社
　　　　　（地址：沈阳市和平区十一纬路25号　邮编：110003）
印 刷 者：上海利丰雅高印刷有限公司
经 销 者：各地新华书店
幅面尺寸：210mm×280mm
印　　张：14.75
插　　页：4
字　　数：450千字
出版时间：2017年9月第1版
印刷时间：2021年5月第3次印刷
责任编辑：陈　刚　苏　阳
版式设计：袁　舒
责任校对：李　霞

书　　号：ISBN 978–7–5591–0240–9
定　　价：298.00元

投稿热线：024-23280336
邮购热线：024-23284502
E–mail:cyclonechen@126.com
http://www.lnkj.com.cn

国际口腔种植学会（ITI）口腔种植临床指南
第八卷

ITI Treatment Guide

丛书主编：

（荷）丹尼尔·维斯梅耶（D. Wismeijer）

（瑞士）丹尼尔·布瑟（D. Buser）

（澳）斯蒂芬·陈（S. Chen）

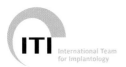

ITI International Team for Implantology

主编:

（瑞士）布拉格
（U. Brägger）
（澳）海茨梅菲尔德
（L. J. A. Heitz-Mayfield）

主译:

宿玉成

译者:

戈 怡 刘 倩 张 玺 蒋瑞芳

第八卷

口腔种植生物学和硬件并发症

Quintessence Publishing Co, Ltd

Berlin, Chicago, London, Tokyo, Barcelona, Beijing,
Istanbul, Milan, Moscow, NewDelhi, Paris, Prague,
São Paulo, Seoul, Singapore, Warsaw

本书说明

本书所提供的资料仅仅是用于教学目的，为特殊和疑难病例推荐序列的临床治疗指南。本书所提出的观点是基于国际口腔种植学会（ITI）共识研讨会（ITI Consensus Conferences）的一致性意见。严格说来，这些建议与国际口腔种植学会（ITI）的理念相同，也代表了作者的观点。国际口腔种植学会（ITI）以及作者、编者和出版商并没有说明或保证书中内容的完美性或准确性，对使用本书中信息所引起的损害（包括直接、间接和特殊的损害，意外性损害，经济损失等）所产生的后果，不负有任何责任。本书的资料并不能取代医师对患者的个体评价，因此，将其用于治疗患者时，后果由医师本人负责。

本书中叙述到产品、方法和技术时，使用和参考到的特殊产品、方法、技术和材料，并不代表我们推荐和认可其价值、特点或厂商的观点。

版权所有，尤其是本书所发表的资料，未经出版商事先书面授权，不得翻印本书的全部或部分内容。本书发表资料中所包含的信息，还受到知识产权的保护。在未经相关知识产权所有者事先书面授权时，不得使用这些信息。

本书中提到的某些生产商和产品的名字可能是注册的商标或所有者的名称，即便是未进行特别注释。因此，在本书出现未带专利标记的名称，也不能理解为出版商认为不受专利权保护。

本书使用了FDI世界牙科联盟（FDI World Dental Federation）的牙位编码系统。

国际口腔种植学会（ITI）的愿景:

"……通过研究、交流和教育，全面普及和提高口腔种植学及其相关组织再生的知识，造福于患者。"

译者序

无疑，口腔种植已经成为牙缺失的理想修复方法。

大体上，口腔种植的发展经历了3个历史阶段：第一阶段是以实验结果为基础的种植发展阶段，其主要成就为骨结合理论的诞生和种植材料学的突破，开启了现代口腔种植的新时代；第二阶段是以扩大适应证为动力的种植发展阶段，其主要成就为引导骨再生技术的确立和种植系统设计的完善；第三阶段是以临床证据为依据的种植发展阶段，或称之为以循证医学研究为特点的种植发展阶段，其主要成就为种植理念的形成和临床原则的逐步确定。显然，这是口腔种植由初级向高级逐步发展的一个过程。在这一进程中，根据临床医师的建议不断进行种植体及上部结构的研发和改进，在积累了几十年的临床经验后，开始依据治疗效果回顾并审视各种治疗方案和治疗技术。

为此，国际口腔种植学会（ITI）教育委员会基于共识研讨会（ITI Consensus Conference），对口腔种植的各个临床方面形成了共识性论述，并且开始出版"国际口腔种植学会（ITI）口腔种植临床指南"系列丛书。本书为该系列丛书的第八卷，其主要成就包括：

- 明确了生物学并发症、机械并发症和工艺并发症的概念
- 总结了生物学并发症和硬件并发症的病因、处理及预防

因此，译者认为本书是目前口腔种植的指导性文献，是种植相关并发症的经典著作。

尽管本书英文版在2015年刚刚出版发行，目前已经由多种文字翻译出版。国际口腔种植学会（ITI）和国际精萃出版集团要求包括中文在内的各种文字翻译版本必须和原英文版本完全一致。换句话说，本书除了将英文翻译成中文外，版式、纸张、页码、图片以及中文的排版位置等与原书完全一致。这也体现了目前本书在学术界与出版界中的

重要位置。

由于本书出现了许多新的名词、定义和概念，因此在翻译过程中，译者在北京召开了两次关于本书的讨论会，专家们给予许多建议，在此深表谢意。同时，也感谢我的同事们花费了大量的时间校正译稿中的不妥和错误。

尽管译者努力坚持"信、达、雅"的翻译原则，尽量忠实于原文、原意，但由于翻译水平有限难免出现不妥和错误之处，请同道批评指正。

至此，我们已经将"国际口腔种植学会（ITI）口腔种植临床指南"系列丛书的第一卷（美学区种植治疗：单颗牙缺失的种植修复，2007年出版）、第二卷（牙种植学的负荷方案：牙列缺损的负荷方案，2008年出版）、第三卷（拔牙位点种植：各种治疗方案，2008年出版）、第四卷（牙种植学的负荷方案：牙列缺失的负荷方案，2010年出版）、第五卷（上颌窦底提升的临床程序，2011年出版）、第六卷（美学区连续多颗牙缺失间隙的种植修复，2012年出版）、第七卷（口腔种植的牙槽嵴骨增量程序：分阶段方案，2014年出版）、第八卷（口腔种植生物学和硬件并发症，2015年出版）以及牙种植学的SAC分类（2009年出版）的中文译本全部奉献于读者。感谢读者与我们共同分享"国际口腔种植学会（ITI）口腔种植临床指南"系列丛书的精华，服务和惠顾于牙列缺损和牙列缺失的患者。

"国际口腔种植学会（ITI）口腔种植临床指南"系列丛书是牙种植学领域的巨著和丰碑。它将持续不断地向读者推出牙种植学各个领域的经典著作。

最后，也感谢国际口腔种植学会（ITI）、国际精萃出版集团和辽宁科学技术出版社对译者的信任，感谢辽宁科学技术出版社在本系列丛书中译本出版过程中的合作与贡献。

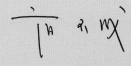

前　言

当今,尽管口腔种植学已经获得大量的文献支持，并展现可预期的治疗效果，但仍有相当比例的患者罹患种植体相关并发症。因此，所有口腔种植的从业人员必须了解种植体相关并发症的病因，并掌握如何规避及处理并发症。

"国际口腔种植学会（ITI）口腔种植临床指南"系列丛书（第八卷）为临床医师提供了关于生物学并发症、机械和工艺并发症的起源以及处理方法的最新循证信息。对于当前文献的分析在某种程度上是基于国际口腔种植学会（ITI）第四次共识研讨会（2008年，斯图加特）会议纪要、第五次共识研讨会（2013年，伯尔尼）会议纪要，以及对现有文献的回顾。本书收集了16例来自世界各地临床医师所提供的临床病例，内容涉及生物学和硬件并发症的诊断及治疗。

国际口腔种植学会（ITI）秉承这一愿景："……通过研究、交流和教育，全面普及和提高牙种植学及其相关组织再生的知识，造福于患者"，编写了本卷国际口腔种植学会（ITI）治疗指南。

D. Wismeijer   D. Buser   S. Chen

致 谢

感谢国际口腔种植学会（ITI）总部Kati Benthaus博士，她为本卷治疗指南提供了宝贵的帮助。感谢Juliane Richter女士（Quintessence Publishing）为排版和协调出版流程做出的贡献；感谢Per N. Döhler先生（Triacom Dental）帮助校订；感谢Ute Drewes女士的精美插图。我们也感谢ITI的合作方Straumann公司的一贯支持！

丛书主编、主编和译者

丛书主编：

Daniel Wismeijer
  DDS, PhD, Professor
  Head, Section of Implantology and
  Prosthetic Dentistry
  Department of Oral Function and
  Restorative Dentistry
  Academic Centre for Dentistry Amsterdam(ACTA)
  Gustav Mahlerlaan 3004
  1066 EA Amsterdam, Netherlands
  E-mail: d.wismeijer@acta.nl

Daniel Buser
  DDS, Dr med dent
  Professor and Chair
  Department of Oral Surgery and Stomatology
  University of Bern, School of Dental Medicine
  Freiburgstrasse 7
  3010 Bern, Switzerland
  E-mail: daniel.buser@zmk.unibe.ch

Stephen Chen
  MDSc, PhD
  Clinical Associate Professor
  School of Dental Science
  University of Melbourne
  720 Swanston Street
  Melbourne VIC 3010, Australia
  E-mail: schen@balwynperio.com.au

主编：

Urs Brägger
  Dr med dent
  Professor and Chair
  Department of Reconstructive Dentistry and
  Gerodontology
  University of Bern, School of Dental Medicine
  Freiburgstrasse 7
  3010 Bern, Switzerland
  E-mail: urs.braegger@zmk.unibe.ch

Lisa J. A. Heitz-Mayfield
  BDS, MDSc, PhD
  Professor
  International Research Collaborative
  University of Western Australia
  Nedlands, WA 6009, Australia
  E-mail: heitz.mayfield@iinet.net.au

主译：

宿玉成　医学博士，教授
  中国医学科学院北京协和医院口腔种植中心主任、
  首席专家
  中华人民共和国北京市西城区大木仓胡同41号，
  100032
  E-mail: yuchengsu@163.com

译者：

戈　怡　刘　倩　张　玺　蒋瑞芳

其他参编作者

Bilal Al-Nawas
  Dr med, Dr med dent, Professor
  Johannes Gutenberg-University
  Medical Center
  Department of Oral and Maxillofacial Surgery
  Augustusplatz 2
  55131 Mainz, Germany
  E-mail: al-nawas@mkg.klinik.uni-mainz.de

Urs C Belser
  DMD, Dr med dent, Professor
  Department of Oral Surgery and Stomatology
  Department of Reconstructive Dentistry and
  Gerodontology
  University of Bern, School of Dental Medicine
  Freiburgstrasse 7
  3010 Bern, Switzerland
  E-mail: urs.belser@unige.ch

Michael M. Bornstein
  Dr med dent, Associate Professor
  Head, Section of Oral Radiology and Stomatology
  Department of Oral Surgery and Stomatology
  University of Bern, School of Dental Medicine
  Freiburgstrasse 7
  3010 Bern, Switzerland
  E-mail: michael.bornstein@zmk.unibe.ch

Urs Braegger
  Dr med dent
  Professor and Chair
  Department of Reconstructive Dentistry and
  Gerodontology
  University of Bern, School of Dental Medicine
  Freiburgstrasse 7
  3010 Bern, Switzerland
  E-mail: urs.braegger@zmk.unibe.ch

Daniel Buser
  DDS, Dr med dent
  Professor and Chair
  Department of Oral Surgery and Stomatology
  University of Bern, School of Dental Medicine
  Freiburgstrasse 7
  3010 Bern, Switzerland
  E-mail: daniel.buser@zmk.unibe.ch

Agnieszka Frydrych
  BDSc(Hons), MDSc, FRACDS(Oral Med), FOMAA
  Associate Professor (Oral Medicine)
  University of Western Australia
  17 Monash Avenue
  Nedlands, WA 6009, Australia
  E-mail: agnieszka.frydrych@uwa.edu.au

Alexandros Grous
  Dr med, Dr med dent
  Grous Dental Clinic
  2 Vasileos Alexandrou Street
  11634 Athens, Greece
  E-mail: alex@grousdental.com

Lisa J. A. Heitz-Mayfield
  BDS, MDSc, PhD
  Professor
  International Research Collaborative
  University of Western Australia
  Nedlands, WA 6009, Australia
  E-mail: heitz.mayfield@iinet.net.au

Stefan Hicklin
  Dr med dent, Senior Lecturer
  Department of Reconstructive Dentistry and
  Gerodontology
  University of Bern, School of Dental Medicine
  Freiburgstrasse 7
  3010 Bern, Switzerland
  E-mail: stefan.hicklin@zmk.unibe.ch

Tim Joda
  Dr med dent, MSc, Senior Lecturer
  Department of Reconstructive Dentistry and
  Gerodontology
  University of Bern, School of Dental Medicine
  Freiburgstrasse 7
  3010 Bern, Switzerland
  E-mail: tim.joda@zmk.unibe.ch

Janice Kan
  BDSc(Hons), DCD Pros
  Perth Prosthodontics
  Suite 3, Southbank Central
  38 Meadowvale Ave
  South Perth WA 6151, Australia
  E-mail: dr.jkan@perthpros.com.au

Daan Kruger
    DDS, MSc Oral Implantology
    Section of Implantology and Prosthetic Dentistry
    Department of Oral Function and
    Restorative Dentistry
    Academic Centre for Dentistry Amsterdam (ACTA)
    Gustav Mahlerlaan 3004
    1066 EA Amsterdam, Netherlands
    E-mail: d.y.kruger@acta.nl

Peer W. Kämmerer
    Dr med, Dr med dent
    University of Rostock
    Department of Oral and Maxillofacial Surgery
    Schillingallee 35
    18057 Rostock, Germany
    E-mail: peer.kaemmerer@uni-rostock.de

Tomas Linkevičius
    DDS, Dip Pros, PhD, Associate Professor
    Institute of Odontology,
    Faculty of Medicine, Vilnius University
    Žalgirio 115/117
    LT-08217 Vilnius, Lithuania
    E-mail: linktomo@gmail.com

Maximilian Moergel
    Dr med, Dr med dent
    Johannes Gutenberg-University
    Medical Center
    Department of Oral and Maxillofacial Surgery
    Augustusplatz 2
    55131 Mainz, Germany
    E-mail: maximilian.moergel@unimedizin-mainz.de

Andrea Mombelli
    Dr med dent, Professor
    Université de Genève
    Section de Médecine Dentaire
    Division de Physiopathologie Buccale et Parodontie
    Rue Barthélemy-Menn 19
    1205 Genève, Switzerland
    E-mail: andrea.mombelli@unige.ch

Joris Muris
    DDS
    Department of Material Science
    Academic Centre for Dentistry Amsterdam (ACTA)
    University of Amsterdam and
    VU University Amsterdam
    Gustav Mahlerlaan 3004
    1066 EA Amsterdam, Netherlands
    E-mail: j.muris@acta.nl

Giovanni E. Salvi
    Dr med dent, Professor
    Department of Periodontology
    University of Bern, School of Dental Medicine
    Freiburgstrasse 7
    3010 Bern, Switzerland
    E-mail: giovanni.salvi@zmk.unibe.ch

Bruno Schmid
    Dr med dent
    Private Office
    Bayweg 3
    3123 Belp, Switzerland
    E-mail: info@brunoschmid.ch

Sandro Tettamanti
    Dr med dent
    Department of Reconstructive Dentistry and
    Gerodontology
    University of Bern, School of Dental Medicine
    Freiburgstrasse 7
    3010 Bern, Switzerland
    E-mail: tettamanti@hispeed.ch

Hans-Peter Weber
    DMD, Dr med dent
    Professor and Chair
    Department of Prosthodontics and
    Operative Dentistry
    Tufts University, School of Dental Medicine
    One Kneeland Street, Rm. 220
    Boston, MA 02111
    United States of America
    E-mail: hp.weber@tufts.edu

Philipp Wick
    Dr med dent
    Weststrasse 4
    3005 Bern, Switzerland
    E-mail: philipp.wick@gmx.ch

Daniel Wismeijer
    DDS, PhD, Professor
    Head, Section of Implantology and
    Prosthetic Dentistry
    Department of Oral Function and
    Restorative Dentistry
    Academic Centre for Dentistry Amsterdam (ACTA)
    Gustav Mahlerlaan 3004
    1066 EA Amsterdam, Netherlands
    E-mail: d.wismeijer@acta.nl

目　录

7　生物学并发症的预防 ……………………………………………………… **89**

L. J. A. Heitz-Mayfield

8　硬件并发症的预防 ………………………………………………………… **105**

U. Brägger

L.J.A. Heitz-Mayfield, U. Brägger

宿玉成

1 导 言

L.J.A.Heitz-Mayfield, U.Brägger

种植体支持式修复体替代缺失牙是具有大量文献支持且可预期的治疗方法。有研究报道，种植体和种植体支持修复体的5年及10年存留率均很高（Pjetursson等，2014）。但是，临床医师和患者都应该意识到，有相当比例的牙种植患者在第1个5年之内经历过需要由医师处理的并发症。鉴于近年来植入并修复的种植体快速增长，预计将来并发症的数量也会持续增加。因此，种植体相关并发症的诊断、处理和预防非常重要，应该成为日常工作的一部分。

并发症可以分为生物学并发症和硬件并发症。

生物学并发症与种植体周围包绕的组织有关（种植体周围黏膜或骨）。

硬件并发症与种植体或修复部件有关。根据Salvi和Brägger（2009）的定义，技工工艺并发症定义为与技工室制造的修复部件有关的并发症，而机械并发症则是与制造商所制造部件相关的并发症。因此，硬件并发症包括技工工艺并发症和机械并发症以及其他类型的并发症，例如，殆向螺丝固位修复体封闭粘接剂的崩裂与丧失。

此外，并发症也可以分为轻微并发症（即可以在椅旁用最小的干预和最少的费用来纠正）或者严重并发症（即需要很多次复诊或需要高额的费用）。严重并发症会导致种植体脱落或修复体失败，或两者同时发生。生物学或硬件并发症可能会导致不理想的美学效果。

本书是国际口腔种植学会（ITI）临床指南系列丛书的第八卷，将论述已经成功获得骨结合并行使功能的种植体所发生的生物学和硬件并发症的病因、处理措施和预防。本卷所描述的生物学并发症包括：骨结合的完全丧失（种植体失败），种植体周围感染（种植体周黏膜炎和种植体周炎），涉及骨结合种植体的双膦酸盐相关性颌骨坏死（BRONJ），种植体周围口腔黏膜病，材料过敏，癌或肿瘤。

在本卷中，硬件并发症主要包括：种植体折断；基台或螺丝折断；基台或螺丝松动；修复体基底折断；修复体饰面材料断裂；殆向螺丝固位修复体的丢失；如果是粘接固位修复体，则为封闭粘接剂的崩裂（固位力丧失）。同时也讨论修复体边缘就位不良的原因，以及治疗计划不充分导致的修复部件所需空间不足而产生的并发症。

由于不同的并发症可能有相似的临床表现，所以临床医师必须有能力做出正确的诊断且懂得导致并发症的根本原因，以便施行恰当的治疗策略。此外，一些硬件并发症，例如，基台螺丝折断或者修复螺丝松动，在临床表现也可为类似于生物学并发症（如瘘管）。因此，为了成功地处理硬件并发症和生物学并发症，准确地诊断和评估并发症的原因是排在首位的重要步骤。

在本临床指南中，通过具体的病例描述，对各种并发症的按部就班的处理程序进行概括和说明。也将详细讨论如何预防并发症这一重要话题。

国际口腔种植学会（ITI）临床指南系列第八卷旨在为临床和技工室团队提供有价值的信息，即关于种植体修复完成后所出现生物学并发症和硬件并发症的病因、风险因素、处理及预防。

2 文献回顾

L. J. A. Heitz-Mayfield, U. Brägger

2.1 第四次和第五次国际口腔种植学会（ITI）共识研讨会的声明与建议

2.1.1 2008年国际口腔种植学会（ITI）第四次共识研讨会会议纪要

2009年《国际口腔颌面种植学杂志》24卷（增刊）：关于种植治疗风险因素的共识性声明及推荐的临床程序（Cochran等，2009）。

引言

要求本组总结牙种植治疗中潜在风险因素的现有证据。要求学者们采用系统性方法准备相关评述，此外，提供给他们的是一般性主题而非特定的研究课题。供本组组内探讨的4个评述如下：（1）全身状况和全身治疗作为牙种植治疗的风险；（2）牙周炎治疗史和吸烟作为牙种植治疗的风险；（3）种植治疗中的机械与工艺风险；（4）牙种植治疗的局部风险因素。本小组的参与者严格复查了其成员的每篇评述性论文，经过透彻地讨论之后对其进行了修订。

全身状况和全身治疗

临床建议

对于作为牙种植治疗风险因素的全身状况和全身治疗，有如下建议：

- 完整的病史对于确定潜在的全身风险非常必要。
- 应当甄别并评估种植失败的风险和全身并发症的风险。在某些情况下，全身状况和相关治疗措施可能增加种植体失败的风险，但是对特定患者来说风险可能会很低。例如，没

有数据支持糖尿病或骨质疏松患者禁忌接受种植治疗。但是，必须告知此类患者其发生种植并发症的可能性。

- 如果存在全身并发症的潜在风险：例如，因口服双膦酸盐或接受放疗导致颌骨坏死的患者，应结合目前对于其后果的不确定性，谨慎选择种植治疗，并明确告知患者。对于患有危及生命的全身疾病患者，应当推迟种植体植入，直至患者的身体状况改善并稳定。

牙周炎治疗史和吸烟

临床建议

关于牙周炎治疗史和吸烟，有如下建议：

- **牙周炎治疗史** 牙周炎治疗史并非种植治疗的禁忌证。但是，应告知有牙周炎治疗史的患者，其种植体失败和患种植体周炎的风险会增加。有牙周炎病史的患者应接受个性化牙周维护并定期监测种植体周围组织状况。
- **吸烟** 吸烟不是种植体植入的禁忌证。但是，应告知患者，与非吸烟者相比，吸烟者种植体的存留率和成功率均较低。对于重度吸烟者，也应告知其所面临的种植体失败和边缘骨丧失的风险更大。应告知吸烟患者，当其进行上颌窦骨增量时种植体失败的风险会增加。
- **牙周炎治疗史合并吸烟** 应告知同时具有牙周炎治疗史和吸烟的患者，其种植失败和种植体周围骨吸收的风险会增加。

机械和工艺风险

临床建议

关于机械和工艺风险，有如下建议：

- 通常，所制订的种植修复方案应该使机械和工艺风险降到最低。
- 接受种植治疗的患者应该定期维护，以便早期发现机械/工艺并发症，尤其是使用覆盖义齿修复的患者。
- 种植体支持式粘接固位和螺丝固位修复体均可行。
- 对患者进行磨牙症评估。

局部风险因素

临床建议

关于局部风险因素，有如下建议：

- 缺牙间隙局限的区域，在选择种植体的直径与设计时应格外小心。

2.1.2 2013年国际口腔种植学会（ITI）第五次共识研讨会会议纪要

2014年《国际口腔颌面种植学杂志》29卷（增刊）：关于预防和处理牙种植生物学及工艺并发症的一致声明和临床建议（Heitz-Mayfield等，2014）。

引言

大量的科学文献证实，种植治疗是非常成功的。然而，患者和临床医师均应当预期在他们的日常实践中会遭遇并发症。本组提供的文献旨在提出工艺和生物学并发症的预防及处理措施，以便为临床实践和未来研究提供建议。在种植治疗并发症领域选择了3个专题，这些专题分别针对种植体周病的预防及治疗，以及工艺并发症的预防。

分析了3篇系统评述，并形成了第五工作组讨论的基础。基于系统评述的发现，最终讨论形成了该小组的共识性声明和建议。全员会议时将此共识性结论提出，在进行了必要的修改之后被接受。

抗感染预防措施对种植体生物学并发症和种植体脱落的效果

共识性声明

Salvi和Zitzmann（2014）撰写了一篇评述，目的是系统性评估抗感染措施在预防生物学种植体并发症和种植体脱落方面是否有效，中位观察期为修复体戴入后至少10年。在纳入的15篇研究中，只有1篇对照研究评估了遵循牙周支持治疗（supportive periodontal therapy，SPT）对生物学并发症和种植体脱落事件的影响。由于缺乏随机试验研究，包括遵循与不遵循牙周支持治疗（SPT）的观察性研究可以用于评估SPT对种植体寿命和生物学并发症的效果。

- 总体来说，该系统评述的结果显示，在遵循牙周支持治疗（SPT）的牙列缺损和牙列缺失患者中，可以获得高种植体长期存留率及成功率。
- 与无牙周病史的患者相比，遵循SPT的牙周病史患者，其种植体长期存留率和成功率较低。
- 该系统评述的结果显示，既存种植体周黏膜炎且不遵循SPT与种植体周炎的高发生率相关。

治疗指南

种植体植入之前的预防措施
- 剩余牙周袋是种植体周病和种植体脱落的一种风险。因此，对于牙周状况不良的患者，在种植体植入之前应积极完成牙周治疗，以消除探诊出血阳性的剩余牙周袋。
- 如果剩余牙周袋探诊深度（PD）≥5mm并伴有探诊出血、全口菌斑指数>20%和其他相关风险因素，那么在种植体植入之前应进行再治疗和牙周再评估。
- 若患者诊断有侵袭性牙周炎，则间隔时间更短的SPT程序必不可少。
- 在制订种植治疗计划过程中，可能导致生物学并发症的因素包括：种植位点的角化黏膜和骨量不足、种植体间距、种植体三维位置和修复体的设计及自洁能力。应根据患者的个体情况考虑其他修复方案。

种植体植入后的预防措施

- 所有的口腔保健工作者，包括在校大学生，都应接受培训以识别种植体周病变的临床表现并维持或重建种植体周围的健康。
- 在戴入最终的种植体支持式修复体之后，应建立临床和放射线的测量基准。
- 在SPT期间，更新全身和牙科病史，进行种植体支持式修复体的临床检查，包括评估医源性因素（如粘接剂残留、修复体未被动就位、种植体邻面口腔卫生维护的入路不佳），这些应当作为恰当诊断程序的基础。
- 种植体周围组织的定期诊断性监测包括评估菌斑指数、探诊深度（PD）、轻柔探诊出血（约0.25N）和/或溢脓。
- 应定期评估从固定参考点测得的PD的变化，并与之前的检查相比较。
- 疾病的临床症状出现时，则表明应进行适当的放射线检查，以便与之前的检查比较骨水平的放射线变化。
- 没有炎症的临床表现时，可诊断为种植体周围健康。推荐每年至少复查一次，除非全身和/或局部状况需要更频繁地复诊。在种植体周围健康的病例，推荐进行专业的清洁，以及加强自我口腔卫生，作为预防措施。
- 若出现特异性软组织炎症临床症状（如红、肿、溢脓）和轻柔探诊出血，则可诊断为种植体周黏膜炎。一旦诊断为黏膜炎，除加强自我口腔卫生之外，也要机械清创，可使用或不使用杀菌剂（如氯己定）。全身应用抗生素治疗种植体周黏膜炎并不合理。种植体周黏膜炎的治疗应被看作是一项预防发生种植体周炎的措施。
- 若出现黏膜炎合并有进展性嵴顶骨吸收，则可诊断为种植体周炎。一旦诊断为种植体周炎，即推荐早期实施恰当的治疗以阻止疾病的进一步发展。

种植体周炎的治疗

共识性声明

Heitz-Mayfield和Mombelli（2014）所评述的中心问题是：对于被诊断为种植体周炎的骨结合种植体患者，如何进行成功的治疗？

目前，种植体周炎的治疗没有标准。临床上提出了各种各样的种植体周炎治疗方案，包括机械清创、使用杀菌剂、局部及全身应用抗生素，以及手术和再生程序。由于缺乏可比较的随机对照试验（RCTs），因而该评述采取更广泛的方法纳入了尽可能多的相关研究，包括随机和观察性研究，但同时也兼顾了所纳入研究的强度与局限性。

种植体周炎治疗的理想目标是治愈疾病，即没有溢脓或探诊出血、没有进一步骨丧失，并重建和维持种植体周围组织的健康。所体现出的综合结果包括种植体周围不存在伴有探诊出血且PD≥5mm深袋、无溢脓，此外，无进一步骨丧失。如满足以上标准，且除了必要的非手术维护治疗外无须进一步干预，则可认为治疗结果是成功的。不幸的是这些数据在文献中鲜有报道，因此成功的治疗结果所采用的是一个折中的综合标准，即种植体存留，平均PD<5mm且无进一步骨丧失。尽管文献中对于5mm的种植体周围PD是否能独立代表健康或者疾病尚无共识，但是为了该评述的目的而采用了此阈值。此评述是基于43篇文章中的33项研究，包括用相同方案治疗且患者数至少5人的病例系列，以及比较研究。未找到关于比较手术和非手术方案的文献。基于该评述，可得出以下结论：

1. 种植体周炎的诊断标准仍不明确，在不同的研究之间差异很大。
2. 对于非手术和手术治疗有多种的治疗方案。
   a. 非手术治疗包括：手动和动力设备清创，气压喷砂设备，激光治疗和局部及全身应用抗菌剂。
   b. 手术治疗包括：翻黏骨膜瓣，去除肉芽组织，获得到达种植体和缺损表面的入路，种植体表面去污染（多种方法），伴有或不伴有种植体表面成形。一些研究也对切除性治疗或各种再生性治疗程序进行了评估。大部分研究采取了全身应用抗生素。

3. 以下因素常见于绝大多数种植体周炎治疗方案：

a. 治疗前阶段，包括建立良好的口腔卫生。

b. 抗感染治疗，包括通过非手术/手术途径完成种植体表面的清洁。

c. 支持维护治疗。

4. 对于种植体周炎，现有证据尚不允许明确推荐治疗选择。但是，文献报道的绝大多数患者均有临床参数的改善，尽管按照综合的成功标准，往往并不是所有患者都能彻底治愈。很多研究报道了良好的短期效果；但是，同时也报道了疾病未得到解决以及虽经治疗但是出现疾病进展或复发、种植体脱落等情况。

5. 因为这些研究设计的未知性，高风险偏倚和异质性，解释这些研究结论是很困难的，并且常常是排除了吸烟患者、控制不良的糖尿病患者和其他可能影响临床效果的条件，所以归纳出来的这些结论很难用于临床实践。

6. 没有关于患者自述的临床效果和疗法经济分析的数据调查。

7. 种植体周炎治疗会伴有软组织退缩，在手术治疗后最明显。也有关于术后并发症的报道，包括膜暴露和感染。

治疗指南

1. 因为种植体周炎是一种与黏膜下种植体周围的细菌生物膜相关的感染，因此治疗的首要目标必须是解决感染，可以通过以下方法来实现，即破坏生物膜、去除结石和/或修复体边缘悬突以及预防疾病复发。

2. 确认是否有医源性或其他因素促使感染发生极为重要，如就位不良的修复体或无法自洁的轮廓过大修复体、位置错误的种植体或异物如印模材料或溢出的粘接剂。非医源性因素可能包括嵌入的牙线。

3. 一般推荐如下的种植体周炎治疗顺序：

a. 治疗前阶段包括：

i. 彻底地评估和诊断。

ii. 减少种植体周炎的风险因素；尤其是较差的口腔卫生，影响菌斑控制通道的修复体，吸烟，存在牙周病和对种植体周病易感的系统性疾病。

iii. 必要时，取出修复体并修整/替换。

b. 非手术清创着重于最大程度去除菌斑生物膜，使用或不使用抗菌剂。

c. 早期再评估种植体周围健康状态；一般在1~2个月之内。

d. 若种植体周炎未得以解决，则需要手术治疗。该手术方法包括：

i. 翻全厚黏骨膜瓣，去除肉芽组织，彻底清洁种植体表面。

ii. 彻底对种植体表面和修复组件进行去污染。推荐以下方法：局部应用化学药品、浸透生理盐水或抗菌剂的纱布、手动工具、气压喷砂、Er：YAG激光、光动力疗法和种植体表面成形术。尚无证据证实任何一种方法的优越性。

iii. 手术治疗也包括再生性或切除性方法：

1. 再生性方法包括在种植体周围的骨内缺损区充填骨代用品/骨替代材料/生物活性材料，使用或不使用可吸收性屏障膜。再生治疗的骨缺损形态一般要求为有利型骨缺损。潜入式愈合可以减少膜暴露的风险。在人体，尚未证实治疗后可重建骨结合。

2. 切除性方法包括骨再成形和根向复位瓣。

iv. 术后即刻的抗感染方案应包括在愈合期间每天使用氯己定含漱，直至可以恢复机械口腔卫生维护为止。由于缺乏手术治疗是否应用抗生素的对比研究的证据，因此考虑到该病的侵袭性特点，推荐在围手术期和术后全身应用抗生素。在此阶段需要专业的支持治疗和菌斑控制。

e. 应定期进行临床监测并在必要时增加合适的放射线评估。支持维护治疗包括加强有效的口腔卫生措施和定期进行专业的生物膜去除，这要视口腔卫生和风险状况而定，可能是每3~6个月1次。

4. 因为很难到达种植体的螺纹和表面，大部分的深部病变可能需要外科入路。

5. 应建议患者：

a. 种植体周炎治疗之后出现种植体周围黏膜退缩是意料之中的，尤其是手术治疗之后。

b. 若疾病进展或复发则可能需要额外的治疗或取出种植体。

6. 临床医师应当认识到种植体取出是一种治疗选择。影响这一决策的因素可能包括种植体周炎损伤的严重程度、种植体的位置、周围的组织，或不令人满意的治疗结果。

7. 应考虑把治疗无反应的种植体周炎转诊给专科医师进行处理。

8. 推荐在SPT期间定期评估种植体周围健康状态，以便早期发现疾病。

9. 牙科专业团队的培训应包括种植体周病的诊断和处理。

过去10年种植体支持式固定修复体的存留率

共识性声明

Pjetursson等（2014）的一篇系统评述旨在比较2000年之前和2000年之后所发表文献中的种植体支持式修复体的存留率和并发症发生率。结果发现文献发表时间与种植体支持式固定修复体效果这两者之间的关系是：总体而言，在较新的临床研究中，存留率更高，机械及工艺并发症发生率更低。然而，所报道的工艺并发症的发生率一直较高。螺丝固位修复体在存留率方面的差别最为明显，即在较早的出版物中所报道的存留是77.6%，而在较新的报道中则增长到96.8%。

治疗指南

折断风险：种植体

1. 种植体折断是罕见的并发症。为了避免种植体折断，推荐临床医师使用合理设计和加工的种植体，并且具有适当的研究和文献报道其低折断率。同样，临床医师应使用已被深入研究过的材料所制成的种植体。

2. 在以下情况，可以认为种植体的折断风险相当低：

a. 所使用种植体的分布、数目和直径均合理。

b. 使用以修复为导向的方案植入种植体。

c. 与种植体相连接的修复体被动就位良好。

折断和/或松动的风险：修复螺丝

制造商生产的特定公差的螺丝折断可受3个因素影响：操作错误、就位不良和咬合力。

1. 操作错误：为了减少修复螺丝折断的风险，推荐临床医师遵循制造商的说明使用。

2. 就位不良：就位不良的基底可能是修复螺丝折断或松动的诱发因素。优先评估界面的精确度，即螺帽与修复体座面之间的整个接触面，以减少松动和折断的风险。

3. 咬合力，通常存在于其他诱发因素、就位不良和错误操作之中，可能会导致修复螺丝折断或松动。

折断和/或松动的风险：基台

1. 建议临床医师谨慎评估螺丝松动的特异病因，因为文献没有充分区分基台螺丝或修复螺丝的松动，即尚无哪种类型的螺丝更易松动的定论。

2. 金属基台折断是一种罕见的并发症。建议使用陶瓷基台时要十分注意。当选择、设计和处理此类基台时，建议遵守陶瓷材料特异性的需求。

基底和/或饰面材料折断的风险

1. 目前，基底折断是罕见的并发症。材料的选择、合适的设计和加工方式是降低基底折断风险的全部因素。

2. 为了减少饰面材料崩裂的风险，基底必须为饰面陶瓷或饰面树脂提供足够的支持，以避免饰面材料过厚。

3. 在选择材料和确定基底设计时，建议最终修复体的最后轮廓在基底加工之前即可视化。

4. 所计划的定期维护复诊应包括细致的咬合检查。推荐临床医师对修复体着手进行任何必要的调整，包括仔细地抛光已磨损的陶瓷表面，以减少饰面材料崩裂的风险。

部件采用同一追踪系统。临床医师应当意识到并不是所有的种植系统都具有相同水平的文献支持。临床医师应该知道所使用部件的来源。

质量保证
建议临床医师、技师和制造商对种植体和修复

2.2　文献评述：生物学并发症

L. J. A. Heitz-Mayfield

在早期的种植体支持式修复体效果的纵向研究报道中，焦点主要集中于种植体存留率。在很多文献中，未见与种植体或修复体相关的工艺和生物学并发症的发生及性质的信息报道（Berglundh等，2002）。

2002年，Berglundh等发表了第一篇针对牙种植体生物学和工艺并发症发病率的系统评述，报道了至少5年观察期的前瞻性纵向研究。他们在一篇荟萃分析中纳入了51篇研究，报道种植体支持式覆盖义齿的患者，其软组织并发症的发生率要高于固定修复的患者。他们发现大部分研究只报道种植体丧失，而只有40%~60%的研究纳入了生物学并发症，以及60%~80%的研究报道了工艺（硬件）并发症。学者们得出结论：生物学和工艺并发症的发生率有可能被低估。

此外，在报道中，与骨结合牙种植体相关的生物学并发症的描述使用了很多不同的术语，包括：种植体脱落、种植体周炎、骨丧失、软组织增生、黏膜过度生长和软组织并发症等。所使用术语的不一致增加了解释这些并发症发病率或患病率研究数据的难度。

Pjetursson等以及其他学者在至少5年的观察期后，发表了一系列的系统评述，专注于种植体支持式修复体的存留率和并发症发生率（Pjetursson等，2004；Jung等，2008；Aglietta等，2009；Pjetursson等，2012；Pjetursson等，2014）。这些系统评述表明硬件并发症的发生更为频繁，其发生率是生物学并发症的3~4倍。在评估种植体支持式固定局部义齿时，在5年后有8.6%（95%CI：5.1%~14.1%）发生生物学并发症（Pjetursson等，2004）。Jung等（2008）在纵向研究中评估了种植体支持式单冠的生物学并发症发生率，平均随访期为5年，发现5年累积软组织并发症发生率是7.1%（95% CI: 4.4%~11.3%），种植体骨吸收>2mm的5年累积发生率为5.2%（95% CI: 3.1%~8.6%）。一篇系统评述分析了带有悬臂的种植体支持式固定修复体的存留率及并发症发生率，发现种植体周炎的5年估计值为5.4%（95% CI: 2%~14.2%）（Aglietta等，2009）。

在1993年第一届欧洲牙周病学研讨会上，对术语种植体周黏膜炎和种植体周炎给出了明确的定义。种植体周黏膜炎被定义为种植体周围黏膜的炎症，种植体周炎则是种植体周黏膜炎症的基础上增加了支持骨的吸收（Albrektsson和Isidor，1994）。近年发表的论文已在使用这些定义，从而能够更清楚地了解这些生物学并发症的患病率和发病率。

在确定种植体支持式修复体的生物学并发症患病率方面，横断面研究是有价值的。近年来，大量的此类研究发表，旨在确定种植体周黏膜炎和种植体周炎患者在人群中所占的比例。

Mombelli等（2012）发表了一篇评述专注于种植体周炎的流行病学。以23篇研究数据为基础，每篇研究至少有20个种植病例，所报道的信息是关于种植体周炎所表现的症状，它们提示在种植体植入后5~10年，种植体周炎的患病率在种植体中约为10%，在患者中约为20%。

一篇随后的系统评述和荟萃分析纳入了有9篇研究、1497名研究对象及6283颗种植体，总结报道大约63.4%的研究对象发生过种植体周黏膜炎和18.8%的研究对象发生过种植体周炎（Atieh等，2013）。

但是，文献报道的种植体周炎患病率数据方面有很大差异，一些学者报道了较低的患病率，在10年观察期内为1.8%~10%（Buser等，2012；Cecchinato等，2013）。

决策种植体周炎患病率的一个难点是学者们使用了不同的骨吸收阈值来定义种植体周炎病例。举例说明，来自挪威奥斯陆大学的一篇研究这样描述，在1990年和2005年之间共有109名受试者接受了牙种植治疗，在种植体平均修复8年之后对其进行了临床和放射线检查。其种植体周炎的患病率取决于所使用的骨吸收阈值和探诊深度阈值。

种植体周炎的患病率为：在47.1%的受试者被定义为炎症和可检测到的骨吸收；在20.1%的受试者被定义为探诊出血，种植体周围袋≥4mm，伴随骨吸收≥2mm；在11.7%的受试者被定义为探诊出血，种植体周围袋≥4mm，伴随骨吸收≥3mm（Koldsland等，2010）。很显然，种植体周炎的患病率取决于所采用的阈值和定义。此外，种植体周炎的患病率也似乎与在便利样本中检查的受试者相关。种植体周黏膜炎和种植体周炎患病率的影响因素包括：临床检查医师的技术、吸烟者或者牙周炎患者在人群中的比例，以及支持治疗程序的频率和性质。

随着全球范围内牙种植体的使用日益广泛，生物学并发症的患病率很可能也会增加。临床医师应当知道在本卷治疗指南中所概述的这些并发症的处理和预防程序。

2.3 文献回顾：硬件并发症和失败

U. Brägger

2.3.1 机械和工艺风险

在斯图加特的国际口腔种植学会（ITI）共识研讨会上，一篇文献评述定义了种植体支持式修复体的机械和工艺风险（Salvi和Brägger，2009）。在检索文献后，发现有10个因素会对种植体支持式修复体及其修复组件的完整性产生潜在影响：

- 支持覆盖义齿的固位部件的类型
- 存在长的悬臂
- 粘接固位修复体与螺丝固位修复体
- 角度基台
- 磨牙症
- 冠／种植体比例
- 上部结构的长度
- 修复材料
- 支持固定修复体（FDP）的种植体数目
- 机械/工艺并发症病史

共有35篇临床报道比较了观察期至少为4年的事件，包含或不包含以上潜在风险因素。

结果表明，对于覆盖义齿而言，独立于固位部件，患者需要许多次修复体维护。球固位比杆固位更频繁出现工艺/机械并发症。与球固位体相比，杆的固位力更好，磁性材料的固位力最小。推荐使用金属基底来减少无基底时所观察到的树脂体折裂率。

在相同的研究人群中随访了带有或不带有悬臂的短固定修复体，发现工艺/机械并发症的发生率无区别。在一项研究中，悬臂长度超过15mm，则伴随着基底折断的高风险，因此应重新制作全牙弓修复体。

少数研究比较了粘接及螺丝固位冠和短固定修复体，未发现风险增加。同样，现有数据未显示使用角度基台的修复体比使用直基台者的修复体风险大。

传统上认为不适宜的冠根比是种植体脱落的一个风险因素。但是，在文献中还没有证据发现冠高度与骨结合种植体长度的比值会决定并发症或失败的发生率。然而，较小的修复体比较大的更易于发生并发症。戴有之前有过并发症或有多重并发症的修复体，其出现最终的机械/工艺失败的风险更高，尤为显著地频繁出现于磨牙症患者（有磨耗的患者）。一项研究也报道了与金基底相比，钛基底的饰面更易崩裂。

该评述的主要发现之一是所检查的这10个因素并不影响种植体的骨结合或牙槽嵴的骨高度。

未按照荟萃分析来进行合并统计分析，原因在于当时纳入的文章数量少，并且可获得的数据质量也不允许。

2.3.2 改进部件对并发症和失败率的影响

2013年，在瑞士伯尔尼召开的上一次国际口腔种植学会（ITI）共识研讨会上，共识性声明及建议主要聚焦与修复材料和加工过程相关的临床程序。

一个假说是，不断地改良修复部件可获得种植体支持式修复体更佳的存留率与成功率。一种评估方法是将对关于任何一项改进的较早文献和较新文献所报道的发生率进行比较（Pjetursson等，2014）。

以2000年为分水岭，把31篇较早文献的结果与108篇近期研究的数据进行比较。估算出粘接固位修复体的存留率从95.2%增至97.9%，而螺丝固位修复体则从77.6%增至96.8%。

种植体支持式单冠的存留率从92.6%增至97.2%，而固定修复体从93.5%增至96.4%。

在较早的研究中，螺丝松动的年发生率为0.79%～6.08%。这意味着5年之后，3.9%～26.2%的修复体会受到影响。近期研究报道的该发生率介于0.62%和2.29%之间，5年之后影响3.6%～10.8%的修复体。

在较早的论文中，基台螺丝折断的年发生率为0.16%～0.44%（5年为0.8%～2.2%）。在近期研究中减少至0～1.2%（5年为0～5.8%）。

在较早的研究中饰面材料崩裂的年发生率为0.25%～4.28%，但是在近期研究中仍保持高水平0.64%～5.82%。

种植体和基底折断及固位力丧失的比率未发生显著改变。

在较早的研究中工艺并发症的年发生率为2.32%～10.46%，而在近期研究中则更高，为3.55%～15.19%。

根据较新的发表论文，修复体的存留率是增加的，基台相关失败/并发症明显减少，而饰面崩裂和不良事件总数似乎在增加。

这可能是因为部分临床研究者的意识增强了，即需要详细报道与上部结构和部件质量相关的所有事件，而不仅仅是专注于种植体的存留和骨水平的变化。

2.3.3 粘接固位与螺丝固位修复体的并发症和失败率

一篇为2013年国际口腔种植学会（ITI）共识研讨会准备的系统评述，专注于比较螺丝固位与粘接固位种植体支持式固定修复体的临床表现（Wittneben和Millen，2014）。彻底地搜索确认了4324篇论文标题，最终纳入了73篇用于分析。在总结多篇研究时，论文的数量和显示的数据质量允许进行一个合并分析和一个随机效应泊松回归分析。

基于平均观察期为5.4年的5858个修复体，估算出了所有纳入的与粘接和螺丝固位修复体相关研究中的失败率和权重。

这些修复体中，59%为螺丝固位，41%为粘接固位。分组为单冠、短固定修复体和全牙弓固定修复体，在失败率方面，粘接固位和螺丝固位修复体并未显示出显著差异。

若将材料纳入考量，粘接固位的全瓷修复体表现出比金瓷修复体更高的失败率。而在螺丝固位种植修复体中并未发现类似的差异。

总的来说，粘接固位修复体比螺丝固位修复体更频繁发生工艺并发症。固位力丧失和螺丝松动作为独立事件更频繁发生于粘接固位修复体，而崩瓷则更频繁发生于螺丝固位修复体。

就生物学并发症而言，粘接固位修复体更频繁出现瘘管/溢脓。总之，生物学事件更频繁发生于粘接固位修复体。

2.3.4 金属基台与瓷基台的并发症和失败率

第3篇系统评述特别专注于基台的存留率和成功率（Zembic等，2014）。该调查回顾了24篇论文（1996—2012），以提取数据。

3篇随机临床试验展示的数据分别对二氧化锆与钛、氧化铝与钛，以及钛与金基台进行了比较。

部件来源于市场上8种可以获得的种植体系统，包括内连接和外连接。

但是，在2186个被分析的基台中，只有134个瓷基台。平均观察期为5.5年。

数据显示的质量和论文的数量容许进行合并计算每100个样本每年的事件百分率。瓷基台的5年存留率为97.5%；金属基台的5年存留率为97.6%。瓷基台的机械并发症率为8.9%，金属基台为12.0%。

外连接种植体发生工艺并发症的百分率要高出1.3倍。

8篇研究也报道了1个瓷基台和19个金属基台受到错误匹配的影响（2186个种植体基台连接中的20个）。

2.3.5 种植体支持式修复体中CAD/CAM辅助产品的状况

第4篇系统评述涵盖了已有的证据，以支持计算机辅助设计/计算机辅助制作（CAD/CAM）技术可用于生产个性化修复部件和基底（杆）（Kapos和Evans，2014）。纳入的17篇文献中，2篇报道了CAD/CAM修复体，6篇报道了CAD/CAM种植体基台，9篇报道了种植体支持式CAD/CAM基底。

CAD/CAM单冠的短期存留率很高，在一篇研究中24个单冠均没有失败，另一篇研究中75个单冠中只有1个需要重新制作。

CAD/CAM个性化基台的短期存留率也很高，在4篇研究中没有失败的基台，在另外2篇其他研究中分别为58个中出现1个和40个中出现3个基台失败。

CAD/CAM基底的观察期介于24个月和120个月之间。一篇研究报道了26个基底中有5个失败；另一篇研究报道了67个基底中有2个失败。还有一篇研究报道了66个基底中有5个失败。在4篇研究中未报道失败；1篇研究没有对修复体存留进行评价。

除失败之外，至少在4篇考虑到并发症的研究中报道了相当高的崩裂发生率，而有4篇研究报道无工艺并发症，有1篇研究只关注于杆。

总之，这意味着CAD/CAM技术的实用性还尚未消除硬件并发症的风险。

2.3.6 覆盖义齿

有几篇系统综述探究了种植体支持式覆盖义齿所需的修复体维护。

所报道的最常见的硬件相关问题，与阴型阳型部件活化或替换以及覆盖义齿或者对颌修复体所需的维护相关。

对文献报道的种植体支持式覆盖义齿的维护进行时变分析，结果为上颌和下颌在1年内、1～5年和5年后是连续速率（Cehreli等，2010）。

也发现附着体系统的类型并不影响覆盖义齿的修复效果（Cehreli等，2010）。

该评述以49篇临床研究为基础所列出的硬件相关的事件包括：阳型松动，阳型活化，阳型更换，阳型折断，阴型的脱落、磨损或松动，阴型活化，阴型更换，阴型折断，种植体支持式覆盖义齿折断，阳型上方丙烯酸树脂断裂，义齿牙列断裂，种植覆盖义齿重衬，重新制作新的覆盖义齿。

对几篇临床研究所得的合并数据进行评估后得出的结论是不可靠的。在分析数据时，显而易见总会观察到一定范围的并发症发生率。因此，在一些患者组群中出现更少并发症，产生最好结果的程序和部件应该被认同且应用。

一条重要的信息是种植体倾斜对修复体维护有不利的影响。至少从预防覆盖义齿相关并发症的角度，需要以修复为导向的种植体植入（Walton等，2001）。

然而所报道的种植体支持式覆盖义齿的存留率非常之高。大量的维护复查是必需的，而且需要在戴入覆盖义齿之后很多年内投入时间。

建议制订定期维护计划早期发现部件磨损，以便在需要大修之前更换受累部件。

2.3.7 系统评述中的修复体存留率

大量的系统评述专注于评估不同类型修复体所预期的存留及成功率。

每100个修复体每年的事件率来源于所观察到的事件，并推测出5年或10年的发生情况。

这些估算的事件百分率以各种类型修复体的效果的统计学比较为基础。

在图1中，各种天然牙或种植体支持式修复体的预期修复体存留率用表格表示出来，是以如下学者的评述为基础：Aglietta等，2009；Harder等，2009；Heydecke等，2012；Jung等，2008；Jung等，2012；Koller等，2011；Lulic等，2007；Sunnegardh等，2012；Pjetursson等，

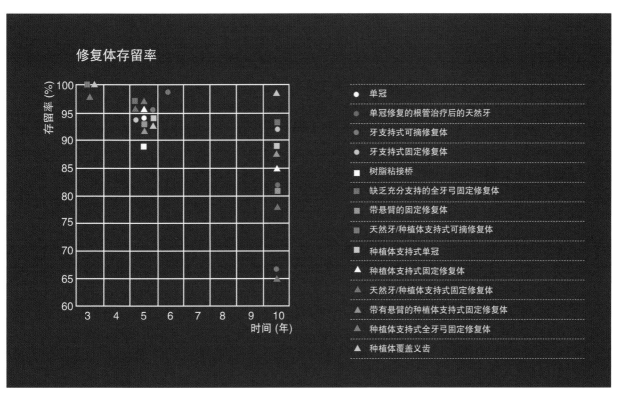

图1 修复体的存留率，从系统评述中获得，即这些评述报道了各种类型天然牙和/或种植体支持式修复体的预期失败率

2004；Pjetursson等，2007；Pjetursson等，2008；Pjetursson等，2012；Rohlin等，2012；Romanos等，2012；Romeo等，2012；Sailer等，2007；Sailer等，2012；Salinas等，2010；Schley等，2010；Stavropolou等，2007；Tan等，2004；van Heuman等，2009；Wasseman等，2006；Wittneben等，2009；Zurdo等，2009。

评述显示失败率随着时间在增加。修复体之间的差别在很短的时间内就可以观察到；长期暴露之后估算出的失败率范围大幅增加。

我们希望大部分患者出现在表格的右上角，但在事实上却事与愿违。

患者、提供治疗者和保险公司不得不接受这样一个事实，即修复体失败和并发症的发生率在增加。发展的进度取决于修复体的类型，也与患者相关风险及其他风险因素有关。

因此，在治疗计划阶段、种植体支持式修复体的加工和戴入阶段，以及定期预防维护阶段，应尽可能多地避免和控制风险因素。

本卷国际口腔种植学会（ITI）治疗指南所呈现的文献循证分析对临床实践有着直接的影响，并为临床实践补充知识。

3 病因和风险因素：生物学并发症

L. J. A. Heitz-Mayfield

3.1 种植体周围感染

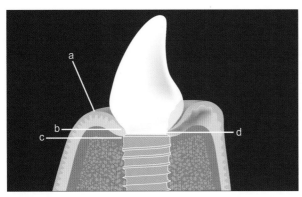

图1 示意图显示骨水平种植体和种植体周围组织。（a）上皮（角化和非角化屏障上皮）。（b）结缔组织。（c）边缘骨嵴。（d）种植体-修复体连接：（左）种植体周围健康；（右）种植体周黏膜炎

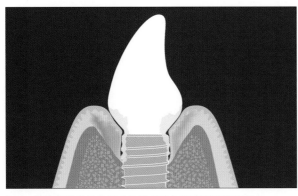

图2 种植体周炎示意图（边缘骨丧失和临床炎症症状）

健康状态下，种植体周围软组织形成一个袖口环绕种植体-基台（或种植体-修复体）连接处。种植体周围软组织由上皮成分（角化的口腔上皮和非角化的结合上皮）和结缔组织组成（图1）。上皮通过1.0～1.5mm结缔组织与种植体周围边缘骨分开。结合上皮的冠根向距离大约为2mm；但是，这可能因种植体植入深度、软组织表现型和种植体基台连接类型等因素而不同。种植体周围黏膜健康时无临床炎症症状（例如，轻柔探诊时无出血）。

种植体一旦暴露于口腔，微生物迅速定植于种植体-基台穿黏膜部分。健康状态下，细菌侵袭和宿主防御处于平衡状态。种植体周围软组织可以看成是一个屏障，防止骨结合受到来自菌斑和口腔因素的影响。

菌斑生物膜侵袭和宿主防御之间出现不平衡时会发生种植体周围感染（也被称为种植体周病），导致炎症过程。

种植体周围黏膜出现临床炎症症状（轻柔探诊出血，0.25N），不伴随支持骨丧失时，定义为种植体周黏膜炎（Zitzmann和Berglundh，2008）（图1）。

除临床炎症症状（轻柔探诊出血，0.25N）以外还有支持骨丧失时，则定义为种植体周炎（Zitzmann和Berglundh，2008）（图2）。

种植体周炎情况下，探诊深度>5mm，经常伴随出现溢脓和/或探诊出血（图3a，b）。

种植体周围黏膜退缩也可能与种植体周围感染相关（图4）。

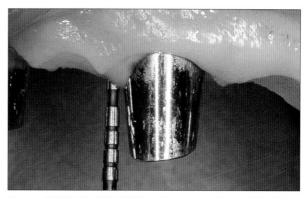

图3a　此种植体诊断为种植体周炎。探诊深度8mm并伴有探诊溢脓

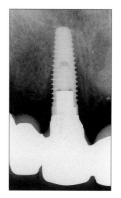

图3b　图3a中的种植体，在修复体就位于种植体上时拍摄的根尖放射线片显示种植体周围骨丧失。边缘骨大约位于第8个螺纹处

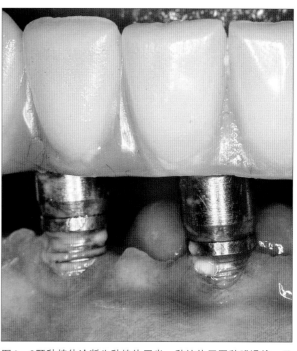

图4　2颗种植体诊断为种植体周炎。种植体周围黏膜退缩，且在暴露的种植体螺纹上有菌斑生物膜形成

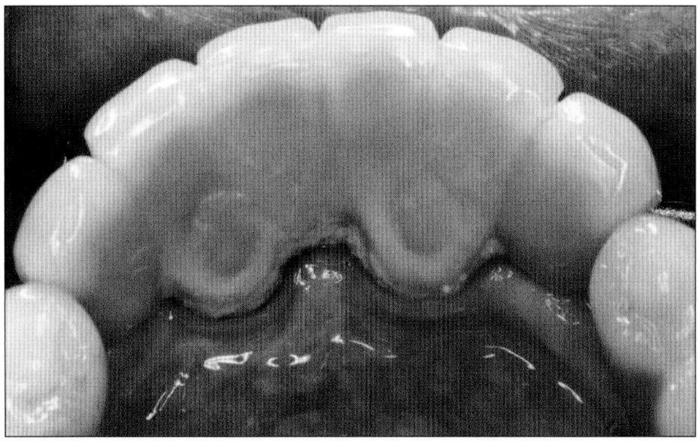

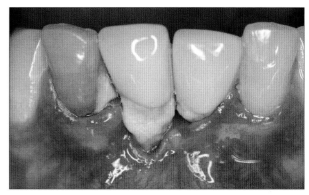

图5 下颌种植体支持式修复体的舌面存在菌斑和牙石，导致临床炎症症状和种植体周黏膜炎

图6 下颌左侧和右侧中切牙种植位点存在牙石和生物膜，均被种植体周炎波及

3.1.1 种植体周生物膜

在人体，已经清楚地证实种植体上生物膜形成和种植体周黏膜炎之间的因果关系（Pontoriero等，1994；Zitzmann等，2001；Salvi等，2012）。在这些研究中，为使菌斑积聚无干扰而中断口腔卫生时，数天后即会出现种植体周炎症的临床症状（探诊出血），而在恢复口腔卫生数天后，炎症得以解决（Salvi等，2012）。

种植体周生物膜的构成与炎症有关，在易感宿主可能会导致进一步的种植体周围感染，也受局部环境影响且与牙列缺损患者余留天然牙的微生物群高度相似。因此，在伴有未治疗的牙周病、余留有深牙周袋，和/或口腔卫生较差的患者，其面临着发展出现种植体周炎的高度风险（Costa等，2012；Heitz-Mayfield和Huynh-Ba，2009；Ferreira等，2006）（图5，图6）。

已经通过各种各样的微生物学技术，对与种植体周围感染（种植体周黏膜炎和种植体周炎）相关的生物膜，进行了广泛研究。大部分研究发现其黏膜下微生物群的构成与慢性牙周炎类似，是由革兰阴性菌主导的混合厌氧性感染。但是，一些研究发现了许多通常不与牙周病相伴随的其他微生物，包括大肠埃希菌和酵母菌，或者与口外感染相关的微生物，例如葡萄球菌（金黄色葡萄球菌和表皮葡萄球菌）或链球菌（Leonhardt等，2003；Fürst等，2007；Persson等，2010）。与种植体周黏膜炎相关的微生物群似乎与种植体周炎相关的类似（Máximo等，2009；Casado等，2011），这表明黏膜上菌斑形成和种植体周黏膜炎的发展是种植体周炎的前兆。

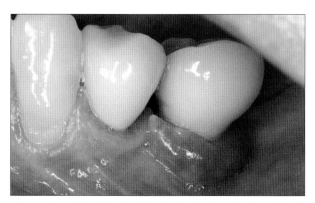

图7　与非角化种植体周围黏膜相关的种植体周围感染（种植体周黏膜炎），由食物嵌塞所致

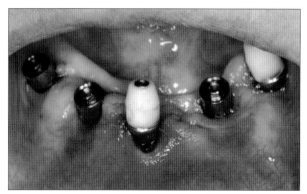

图8　与中间种植体相关的种植体周炎，该处种植体周围黏膜非角化且可移动

3.1.2　种植体周围感染的风险因素

菌斑控制不充分

口腔卫生差或者任何妨碍种植体周围充分菌斑控制的因素均被认为是种植体周围感染的风险（Ferreira等，2006）。

种植体周围角化黏膜宽度不足

在一些研究中发现，种植体周围附着龈宽度不足与种植体周围感染的风险增加相关（Schrott等，2009；Lin等，2013；Brito等，2014）。有研究认为，角化黏膜不足会削弱维持充分菌斑控制的能力。此外，可能发生的食物或异物嵌塞均会引起感染（图7，图8）。

医源性风险因素

手术阶段　与种植体周围感染相关的手术阶段的医源性风险因素包括：种植体位置错误和不恰当的移植技术，种植体之间距离太近，或与相邻牙之间距离太近，没有充足的空间进行口腔卫生程序和菌斑控制（图9）（Abi Nader等，2014）。

应在正确的三维位置植入种植体，且种植体骨内部分周围应有充足的骨量（至少1mm）。如果种植体位置错误且种植体骨内部分周围没有被充足的骨量完整包绕，那么种植体表面可能会受到生物膜污染，将导致感染和种植体周围骨进行性丧失。

同样，如果种植体植入时骨增量程序不成功且导致种植体骨结合不完全，当种植体周围软组织屏障缺乏抵抗力则种植体表面将更易于受到生物膜污染（图10）。

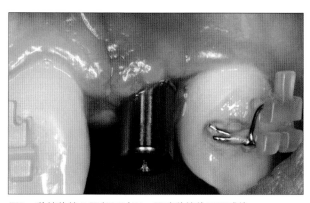

图9　种植体植入距邻牙过近，导致种植体周围感染

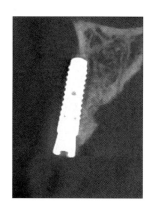

图10　锥束CT扫描。由于不成功的骨增量程序，导致种植体颊侧骨壁缺失。本病例的处理将在章节9.2.1中描述

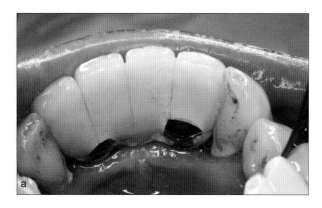

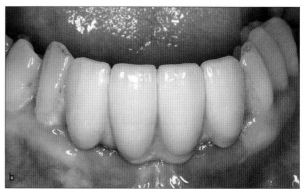

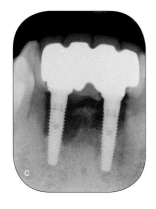

图11a~c　种植体支持式修复体，入路不足导致清洁能力差。本病例中可以看到菌斑和牙石形成，诊断为种植体周炎。（a）舌侧观。（b）颊面观。（c）根尖放射线片显示2颗种植体均有种植体周围骨丧失

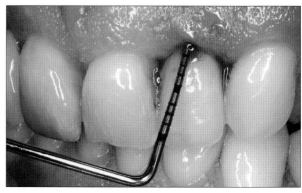

图12a　上颌左侧侧切牙位点种植体，螺丝固位修复体未完全就位所致的种植体周黏膜炎

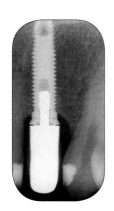

图12b　图12a所示病例的根尖放射线片。上颌左侧侧切牙位点螺丝固位修复体未完全就位

修复阶段　种植体周围感染的医源性风险因素包括不恰当的修复体设计、匹配不良、未完全就位或过量的粘接剂。形态过大或设计不良的种植体支持式修复体会妨碍进行口腔卫生程序的入路，在易感患者中这可能导致种植体周围感染（图11a~c）。目前已经明确证实，种植体周炎与种植体支持式修复体的口腔卫生入路不足相关（Serino和Ström，2009）。

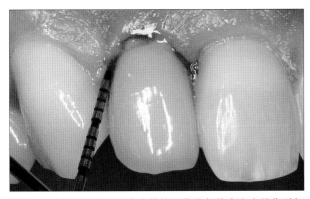

图13a　上颌右侧侧切牙位点粘接固位修复体未完全就位引起的种植体周围感染

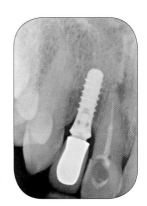

图13b　放射线片。上颌右侧侧切牙位点种植修复体未完全就位

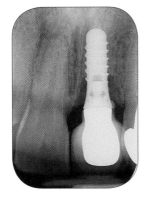

图14a　根尖放射线片。修复体粘接后过量的粘接剂和上颌右侧侧切牙位点种植体周围边缘骨丧失

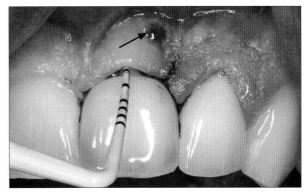

图14b　上颌左侧中切牙位点种植体周围颊侧黏膜存在瘘管（箭头处），伴有种植体周围深牙周袋，探诊出血

　　其他医源性因素包括基台或修复体不匹配（图12a，b），粘接修复体就位不当（图13a，b）或黏膜下存在过量的粘接剂（图14a，b），这些因素也可以引起细菌积聚和导致临床炎症及种植体周围感染。

种植体表面作为种植体周围感染的风险因素

尚无证据表明恰当植入并整合的种植体，其表面特性会影响种植体周炎的发生，有文献报道若种植体表面暴露于口腔环境中，则粗糙表面种植体（如钛浆等离子喷涂，TPS）比微粗糙表面种植体更易于发生种植体周炎（Lang和Berglundh，2011）。然而，一旦发生，种植体周围感染的进展和骨丧失的进展可能与宿主的易感性以及种植体的表面特性相关。

病例报道显示，厚的羟基磷灰石涂层种植体如果发生羟基磷灰石涂层剥离，则有可能发展成种植体周炎而导致种植体丧失（Piatelli等，1995）。

全身状况作为种植体周围感染的潜在风险因素

吸烟　可以增加种植体周围感染的风险（Lindquist等，1997；Heitz-Mayfield和Huynh-Ba，2009）。吸烟是全身健康和口腔健康的一个风险因素，对炎症和免疫系统的很多方面都有慢性影响。吸烟的有害影响包括削弱伤口愈合、减少胶原形成、损害成纤维细胞功能、降低末梢循环以及减弱中性粒细胞和巨噬细胞的功能（Palmer等，2005）。参与骨结合和种植体周围骨水平维持的生物过程可能受吸烟影响，这也解释了为何吸烟患者中种植体存留率和成功率较低（Clementini等，2014；Chen等，2013；Vervaeke等，2013）。

糖尿病　与各种全身并发症相关，包括视网膜病、肾病、神经病变、微血管和大血管病变和伤口愈合受损。在口腔，口腔干燥、龋病和牙周炎均与糖尿病相关。糖尿病对炎症机制的负面影响使得宿主防御能力削弱、伤口愈合减缓和微血管病变，从而导致对牙周炎的易感性增加（Graves等，2006）。

关于糖尿病患者种植体相关生物学并发症评估的研究较为罕见，且未见关于血糖控制的影响的评估。虽然如此，一项关于212位非吸烟患者的578颗种植体的调查显示，29名糖尿病患者比无糖尿病患者具有更高的种植体周炎患病率（Ferreira等，2006）。

3.1.3　表现为生物学并发症的硬件并发症

当种植体周围感染通过种植体周围黏膜排出时，在临床上可以观察到瘘管出现。瘘管可能与种植体周黏膜炎或种植体周炎相关，其主要原因可能是生物学相关（菌斑相关）（图15a，b）或硬件相关（图16a~d）。硬件并发症可包括基台或螺丝松动、基台或螺丝折断、修复体就位不当或粘接固位修复体残留过多粘接剂（图14a，b）。因此，做出正确的诊断需要仔细地评估，包括临床和放射线评价。

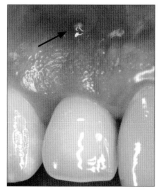
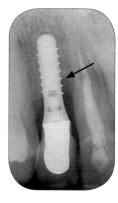

图15a 上颌右侧侧切牙位点种植体周炎，伴有瘘管（箭头处）和大量的骨丧失

图15b 根尖放射线片。上颌右侧侧切牙位点骨丧失约至种植体的第3螺纹处（箭头处）

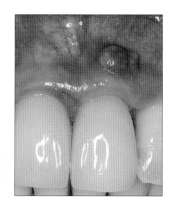
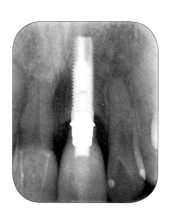

图16a 上颌左侧中切牙位点螺丝固位种植修复体颊侧瘘管形成与黏膜肿胀

图16b 上颌左侧中切牙位点螺丝固位种植修复体的根尖放射线片，未见边缘骨丧失

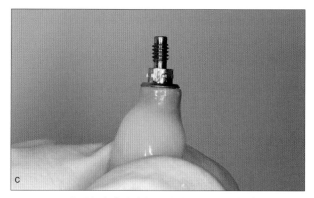
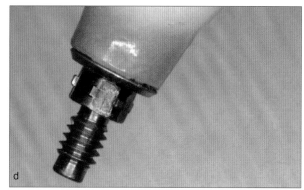

图16c，d 发现与本次感染相关的始动因素是基台螺丝松动。此外，在修复体加工期间有工艺误差，导致修复体和基台之间存在肉眼可见间隙，此处会有细菌积聚

3.2　非菌斑相关性生物学并发症

3.2.1　骨结合完全丧失和咬合负担过重

有病例报道描述了骨结合的完全丧失（种植体失败），究其原因可能是过度负荷。在此类病例中，通常无种植体周围感染症状的报道，放射线片显示环绕种植体整个骨内部分周围有狭窄的透射区域（图17a～d）。这与在生物膜相关炎症反应诱发的种植体周炎中观察到的进行性嵴顶骨吸收的放射线骨丧失模式形成对照。

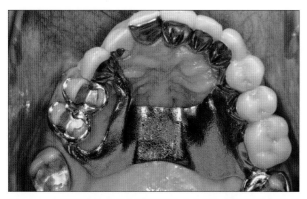

图17a　上颌可摘局部义齿带有刚性（上颌左侧尖牙种植位点为套筒冠）和非刚性支架（上颌右侧第一前磨牙、上颌右侧第二前磨牙、上颌左侧第二磨牙有卡环）组合。超过8年的刚性和非刚性组合导致刚性种植固位体过度负荷和骨结合丧失

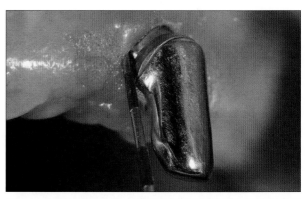

图17b　上颌左侧尖牙位点种植体探诊深度很浅且没有临床炎症表现。患者发现种植体松动2天

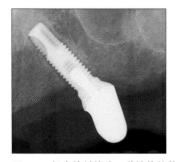

图17c　根尖放射线片。种植体的整个骨内部分周围有透射区

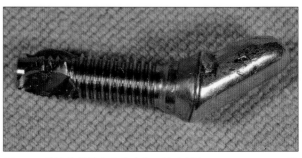

图17d　种植体骨结合完全丧失。该病例由Nicola Zitzmann教授提供

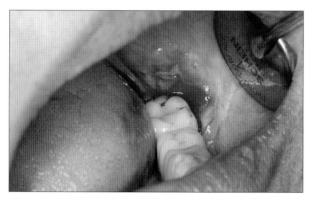 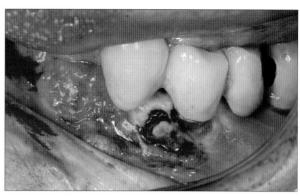

图18 与种植体周围黏膜相关的糜烂型口腔扁平苔藓。口腔扁平苔藓的处理将在章节9.2.2中描述

图19 与牙种植体相关的鳞状细胞癌。本病例的处理将在章节9.2.3中描述

在Piattelli等（2003）发表的病例系列中，有51颗种植体由于松动超过5年而被取出并做了组织学检查。几乎所有的种植体都植入在上颌与下颌后部（前磨牙–磨牙）区域。在所有样本中，种植体与周围骨之间均存有一层厚600～1100μm的结缔组织。在每个病例中，周围骨均致密并高度矿化，且在种植体的最冠方部未发现细菌。在一些样本的结缔组织中，几乎没有炎症细胞浸润。在约10%的样本中，上皮细胞倾向于包绕种植体周围。这些组织学发现与骨结合种植体的晚期失败可由骨质差、骨的机械创伤和过度负荷综合引起这一假说相一致。有观点认为负荷超过了宿主骨的承受能力，因此骨结合完全丧失。有副功能习惯的患者，例如磨牙症或紧咬牙，可能面临着更大的发生此类生物学并发症的风险。

3.2.2 骨结合丧失病因的其他学说

对于种植体周围边缘骨丧失和骨结合丧失的病因，一些学者提出了其他解释，包括"异物反应"（Albrektsson等，2013）。然而，目前还没有一致的科学证据支持该学说。

3.2.3 非菌斑相关的口腔黏膜病

口腔黏膜病也可能会影响种植体周围黏膜。这些情况应与种植体周围感染相区别，因为有着相似的临床表现。通常需要完整的病史和活检，以做出正确的诊断。

口腔扁平苔藓

口腔扁平苔藓（OLP）是常见的炎性皮肤黏膜病，常见于口内，也可出现于种植体周围黏膜。OLP的外观可表现为多种形式，最显著的是糜烂型扁平苔藓（图18）。OLP有时像其他慢性黏膜炎性疾病，因此，必须进行活检以确保诊断正确（Parashar，2011）。近期研究得出结论：OLP不是种植体周炎的风险因素，种植体也不会影响OLP的临床表现（López-Jornet等，2014）。

癌/肿瘤

它们的发病率极低的，癌可发生于牙种植体周围且通常为外生型肿块（图19）。近期文献检索到了25篇种植体周围癌和1篇种植体周围肉瘤的报道（Moergel等，2014）。所报道的患者中有8位吸烟或饮酒。在大部分所报道的病例中，患者表现出可能的恶变风险因素：之前的癌（$n=12$），扁平苔藓（$n=4$），放射线辐照（$n=3$）和白斑（$n=3$）。

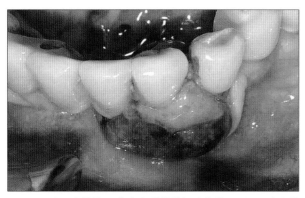

外周型巨细胞肉芽肿

另一种可能发生于牙种植体周围的罕见生物学并发症是外周型巨细胞肉芽肿（PGCG）。PGCG病因不明，是一种良性的反应性外生型病损。尽管它是颌骨最常见的巨细胞病损，但是只有12篇病例报道与种植体相关（Galindo-Moreno等，2013）。临床表现通常是外生型多瓣病损被粉红色-微红色组织包绕（图20）。需要活检和组织学检查来确诊。

图20 下颌左侧侧切牙位点与种植体相关的外周型巨细胞肉芽肿。本病例的处理将在章节9.2.4中描述

种植体相关的双膦酸盐颌骨坏死

与牙种植体有关的双膦酸盐颌骨坏死（BRONJ）是罕见的生物学并发症（图21）。与静脉注射相比，口服双膦酸盐药物发生BRONJ的风险似乎略低，但表现为随双膦酸盐治疗持续时间增加而增高。文献已经报道，成功骨结合的种植体在使用双膦酸盐后，后期发生了种植体周围骨坏死（Kwon等，2012；López-Cedrún等，2013）。此类损伤的组织学特征表现为骨坏死，伴随炎症细胞浸润空腔和细菌积聚。可观察到3种类型的骨破坏模式：（1）种植体周围骨完全坏死（冷冻型）；（2）种植体周围大量骨质溶解，伴有或不伴有死骨（溶骨型）；（3）整体骨腐离，种植体保持种植体-骨直接接触（整体腐离型）。骨与种植体的整体腐离是种植体相关BRONJ的一个特点，以此区别于种植体周炎所致的骨质破坏（Kwon等，2012）。

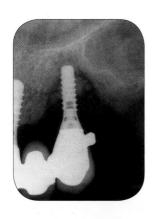

图21 根尖放射线片。伴有BRONJ的种植体。本病例的处理将在章节9.2.5中描述

金属过敏

已有报道对种植体支持式修复体中所使用金属的过敏反应，伴有临床症状，例如皮肤炎症反应（面部湿疹、皮炎和皮疹）和黏膜增生（图22）。尽管并未证实钛为变态反应原，但是在一些研究中已有关于对钛的变态反应的报道（Javed等，2013）。因此，在一些罕见的情况下和某些患者身上，使用某种金属可能会导致过敏。需要对其进行皮肤过敏试验来明确诊断（Sicilia等，2008；Javed等，2013）。

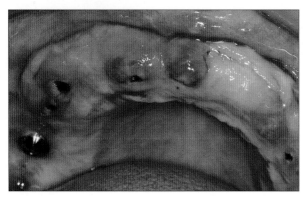

图22 对非钛愈合帽的疑似金属过敏。本病例的处理将在章节9.2.6中描述

4 硬件并发症的病因和起源

U. Brägger

4.1　材料与界面

使用种植体固位上部结构，有多种选择。因此，参与负荷转移的界面数量也不尽相同。活动义齿通过各种不同的附着体系统行使功能，如球附着体、杆附着体系统，或者自固位基台LOCATOR®（Zest Anchors，LLC，Escondido，California，USA）。可以用殆向螺丝将螺丝固位冠或固定修复体固定于上部结构，并借助基台，安放于种植体。基台也可制作成牙冠的一部分，通过基台螺丝直接固定于种植体上。粘接冠或固定修复体通过连接于种植体上的基台固位。取代口内粘接，上部结构也可粘接于基底上，再作为一体式结构紧固于种植体上。

图1a～f说明了上部结构固位的多种选择，并且清楚显示随着修复体复杂程度的上升，硬件并发症的潜在易感性也在增加。

上部结构或为粘接固位或为螺丝固位。螺丝固位修复体可以用单独的基台或者加工为一体式。也出现了交互基底这一新选项（图1c）。

种植体支持式修复体/基台复合体的静态表征也给临床医师留下了以下印象：可加工的材料的可靠性以及行使功能多年后紧密界面的维护具有挑战性。如果这些复合体在行使功能期间是可视的，即模拟疲劳试验，那么这种印象将会更加深刻。

材料的物理/机械性能必须能够经受不同振幅与峰值的轴向和侧向压力、拉力和扭力（例如，创伤时）。

为种植体、基台、基台螺丝、基底、咬合螺丝、附着体系统的阴型/阳型部件、支架、饰面和义齿所选的每一种材料，在受力时均会展示其物理性能，包括：

- 硬度（抗压能力）
- 弹性模量（抗拉能力）
- 粘接强度（抗击单一强度负荷的能力）
- 疲劳（重复的负荷导致微裂纹出现并延伸扩大直至发生灾难性失败）
- 抗屈强度或过度负荷（材料开始永久变形的临界点）

通过ISO标准化试验，可以评估、对比和改良材料的性能，如极限拉伸或抗压强度。

制造商致力于提高质量，通过有限元分析和循环负荷测试了新组件。

除选择材料本身之外，部件的尺寸不应超过特定的临界值以便承受应力。例如，细直径种植体-修复体复合体的咬合螺丝需要最优化，以保持长期行使功能。除线性尺寸外，部件的形状如横截面，也很重要。修复体的矩形、椭圆形、圆形或空心圆截面的高度、宽度和直径对负荷下的变形和应力有着很大的影响。设计部件和牙科技工室加工时，必须遵循一般的物理法则，以使硬件并发症最小化（Wiskott，2011）。

图1a～f可以看到修复体-基台-种植体复合体

的内部结构，而这通常是临床医师看不到的。居于材料性能之后，最重要的存留因素是界面稳定性。至少存在以下8种界面：

- 种植体镗孔/基台螺丝
- 种植体/基台底部
- 基台/基台螺丝头部
- 基台/修复体（基底；粘接界面）
- 基台孔/𬌗向螺丝
- 𬌗向螺丝头部/修复体
- 修复体/基台或种植体平台
- 与中间结构的额外界面

匹配界面的设计会影响这些界面处的夹持效应（平面vs锥形面）。应避免应力峰值集中在一些特定点、边缘、台阶和凹口处。匹配界面的物理学特点应加以调整，例如，使得基台螺丝的失败模式可预期。硬度的差异和粗糙颗粒的嵌入导致的磨损会削弱夹持效应。

另一个问题是部件的精度，它们必须保持始终如一的质量并遵从严格的质量管理。可接受公差——例如，关于基台和种植体内界面间的旋转——是产品质量标准的经典度量。

界面除通过夹持效应连在一起外，一些界面还包含有饰面材料和基底之间的粘接连接。正如之前文献回顾所提，目前大多数牙修复体最弱的环节是修复体自身粘接失败和基底–饰面界面处的粘接失败。

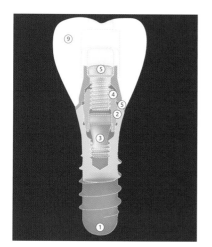

图1a 软组织水平种植体，配有螺丝固位修复体和螺丝固位基台

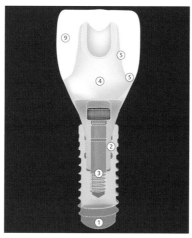

图1b 骨水平种植体，配有瓷基台和粘接固位单冠

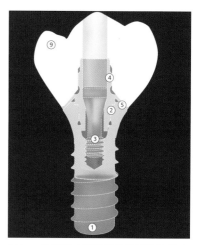

图1c 软组织水平种植体的可粘接基底

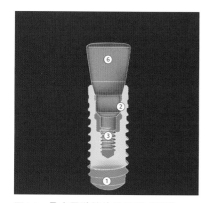

图1d 骨水平种植体的黏膜成型器

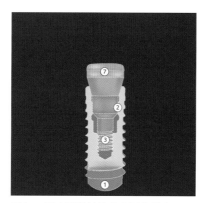

图1e 骨水平种植体的自固位基台

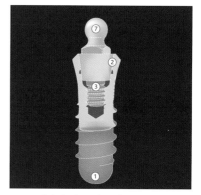

图1f 软组织水平种植体的球附着体

图1a~f 举例说明与软组织水平种植体、骨水平种植体、粘接或螺丝固位基台、愈合基台、附着体系统相关的种植体–基台–修复体复合体。（1）种植体；（2）种植体–基台界面；（3）基台螺丝；（4）基台；（5）固位：粘接或螺丝固位；（6）封闭螺丝、愈合基台、黏膜成型器；（7）覆盖义齿附着体；（8）中间结构（未显示）；（9）修复体

4.2 动能的吸收和生物力学风险

在口内行使功能时，种植体支持式修复体所受到的力可以根据强度、频率、方向、材料成分、接触区、作用/反作用物体的形状、是否存在中间结构及中间结构的质量等来进行分类。

强度 在切牙区域，咬合和咀嚼过程中咀嚼力的范围为108~174N（Helkimo等，1977）、93~368N（Haraldson等，1979）和161~299N（Lujan-Climent等，2008）。通过表面肌电图学测量，磨牙区最大的咬合力范围为446~1220N（Ferrario等，2004）。在磨牙症活动期、极限体育活动、痉挛或创伤阶段，可以预期咀嚼力会更高。

修复体和部件材料、饰面材料组合和螺丝夹紧基台或安放于种植体上的修复体必须能够承受起这些密集的压力峰值以避免发生并发症或失败。过度的峰值力或持续地反复振动甚至会危害骨结合；但是，在骨结合丧失的病因方面，尚无明确的证据支持过度负荷的效应。临界弯矩所指的是引起材料或材料组合永久变形和/或破裂所需的力。

频率 在生理性行使功能时，每天牙齿接触的时间约为几分钟。在压力情况下或副功能咬合时可能会延长。接触时间越长，损伤的风险越高。长时间的接触可导致磨损、松动或由疲劳引起的折裂等。

方向 在修复和牙种植学领域，普遍接受的看法是非轴向力比轴向力更易造成损害。虽然尚无科学证据证实非轴向负荷有骨丧失效应，但是其产生的剪切力可能与瓷崩裂和导致螺丝松动的反转矩相关。单向和多向力会对受累材料产生不利后果。

接触区 物体在运转时碰撞到客体或物体向客体施加压力，均会导致变形，而这取决于接触区的尺寸和形状，即力分布到一个点还是一个平面或是不规则表面。力（作用）会引发等量的反作用。如果客体（种植体支持式修复体）无法移动并把力转化为动能，那么这个力则不得不被吸收。这由材料的弹性变形系数所决定。弹性和柔韧性描述的是物体吸收力的能力。如果所组合的材料没有相同的弹性形变，则物体内部会产生压力，潜在引发瓷崩裂等并发症。

若物体无法移动或形变，力则会传递到最薄弱的部分并导致损害：形变、破损、崩裂及界面暴露。螺丝接口松动属急性事件；磨损或微裂纹属慢性危害。

力会对种植体材料、修复部件（如基台或螺丝），以及上部结构材料产生影响。此外，种植体、部件和上部结构之间的连接（界面）均有可能松动。力可直接作用于接触区，也可通过杠杆作用引发材料形变而波及较远的区域。

抛光、研磨、切割或磨损产生的嵌入颗粒的物理特性会促进材料的退化。

生物力学 咀嚼过程中，本体感受使咀嚼运动和咀嚼力相协调。种植体的本体感受约为活髓天然牙的1/10（Hämmerle等，1995）。

这可能是种植体的金瓷修复体与天然牙相比具有更高崩瓷率的原因，但是程度如何，尚不清楚。

至少天然牙与种植体混合支持式固定修复体不存在保护机制；据报道，此类修复体具有更高频率的失败和并发症（Lang等，2004）。

口腔内，生物力学状况会诱导材料老化，这将使材料退化。暴露于唾液、食物和饮料，伴随体温和pH改变，暴露于菌斑生物膜、厌氧环境、组织分泌物渗透入界面等，也可诱发材料腐蚀、磨损和退化。在与对颌天然牙、人工硬材料，以及嵌入颗粒的功能运动过程中，可导致磨损。

相似类型的暴露还包括干预措施，如口腔卫生、专业维护程序或牙医/技师改变表面完整性和材料所进行的操作。刮治术、抛光、超声工作尖、研磨、调改、重新固定、更换部件和使用化学试剂等，所有这些都可能对结构产生影响；它们原本用来预防损害，但是随之也带来了引发微裂纹导致初始病损的某种风险。

4.3　硬件并发症和失败

190页第10章表1由下而上列出了从种植体到修复体的硬件并发症和失败发生的部位，包括主要参数、相关的处理和预防措施。

4.3.1　种植体

大部分文献记录的口腔种植体是由Ⅳ级钛制成。种植体在体部设计、螺纹、颈部设计、平台、连接关系、根端、长度和直径等方面存有差异。植入后平台可位于骨水平或靠近黏膜水平。粗糙表面和改良化学表面特性提供了快速愈合和更具吸引力的负荷方案。

细直径种植体可能会增加种植体折断的风险（Zinsli等，2004；Allum等，2008），同时，几乎没有常规直径种植体折断的病例报道。

种植体在行使功能时必须能够抵抗带有有效振幅的轴向及侧向力。副功能习惯和可能的最大负荷可导致过度应激反应，例如，意外遭遇过硬的食物颗粒或创伤时。种植体材料的物理性能应保证一定的弹性和对永久变形的抵抗力，将负荷转移至骨结合种植体周围的骨。

种植体平台的三维位置对于成功的美学和功能修复至关重要。该位置最终决定了是使用预成部件还是需要制作个性化部件。平台的位置决定了是使用螺丝固位还是需要角度基台。

必须重视部件和上部结构全维度的空间需求以及解剖和手术的局限性。在口腔卫生及诊断和维护程序方面，不利的平台位置将引发生物学上不可接受的上部结构与基台/种植体之间的连接关系。最后，美学结果主要取决于正确的平台位置。

4.3.2　种植体-基台界面

种植体与基台之间的连接关系存在多种多样的匹配界面设计。连接关系可以根据外连接、内连接，一体式或分体式结构，对接或莫氏锥度连接进行分类。

面的数目（六方/八角，三凹槽，多个平行平面）和凹槽形状存在差异。

4.3.3　基台螺丝

大多数基台是用扭矩控制工具来紧固的，推荐的扭矩值为28~35Ncm。

一些基台采用摩擦力就位，低温时安放，待升至体温时基台体积膨胀。

在牙种植早期阶段，很多并发症和失败与不理想的连接特征相关，而较新的部件其基台松动或折断的发生率更低（Theoharidou等，2008）。

从生物力学观点出发，维持基台螺丝螺纹和种植体界面内孔之间的摩擦力仍然是一个挑战。关于二氧化锆与钛之间的界面，连接的摩擦学效应（磨损）已经进行了小范围研究（Stimmelmayr等，2012）。

4.3.4 基台

基台组合必须满足几乎任何的临床需求，即粘接或螺丝固位冠和固定修复体以及带有各种各样附着体的覆盖义齿。可以利用具有各自内在机械和生物学特点的金基台、钛基台和瓷基台。

基台结构的完整性对于上部结构的长期稳定至关重要。组装式设计允许更换旧的或断裂的基台，而无须重新制作上部结构。这可以通过其可替换复位的特征和为方便取出折裂部件而预先设计的断裂点来实现。

上部结构可以粘接固位或螺丝固位于基台上，而基台本身则用螺丝固位于种植体上。而另一种方式是直接通过螺丝把上部结构固定于种植体上。

连接界面的稳定性对于上部结构的功能至关重要。如果出现松动，只有在能够触及基台螺丝或𬌗向螺丝的情况下才有可能重新旋紧螺丝。如果用易于去除的材料（如特氟隆）保护螺帽，那么通过去除螺丝通道封闭剂很容易实现重新拧紧（Moráguez和Belser，2010）。

螺丝固位也可以由横向螺丝固位基台或具有螺丝固位特征的短角度基台来提供。

CAD/CAM基台

大部分种植体系统提供各种不同的基台以广泛涵盖修复适应证。个性化基台领域也获得了长足的发展。对于用标准预成基台无法修复的病例，CAD/CAM产品也被当作一种解决方案，甚至它可以被认为是标准方式，例如，用于美学全瓷冠时（Kapos和Evans，2014）。

4.3.5 上部结构的固位方式：螺丝固位和粘接固位

与粘接固位的上部结构相比，螺丝固位冠的主要优势是更容易和更具预期的可拆卸性。如果发生工艺或生物学并发症，可拆卸会有益于临床。

螺丝固位修复体也可使用精密基底进行加工。几项体外研究证明与粘接固位的上部结构相比，螺丝固位更为精确（Keith等，1999；Tosches等，2009）。

螺丝固位的上部结构可能有益于潜在的致病菌生长。这在取出螺丝固位修复体时表现为恶臭。在上部结构处及其下方获得的细菌样本显示存在厌氧菌和与牙周袋菌群类似的菌群（Keller等，1998）。氯己定凝胶或类似的消毒剂有助于减小引发口腔异味的厌氧菌生长。由于这些药物很快被清除，可以预料，其长期效果有限。

在种植-修复复合体中，𬌗向螺丝是最小的部件。螺帽的尺寸和设计、螺柄、螺距和材料均会影响其机械性能及抗力性和弹性，例如可施加的扭矩，即移除上部结构所需要的转矩。

Sakaguchi和Borgersen（1993，1995）描述了与上部结构有关的复杂关系，即上部结构靠𬌗向螺丝固位于基台上，而基台则扭入种植体。上部结构与冠边缘紧紧地压在基台基部或种植体时，夹紧力可以减小连接基台头部和基台基底的压力，而这也是基台螺丝松动的一个潜在原因。这可以通过一体式修复来避免，即使用啮合或非啮合连接的一体式修复体螺丝固位于内连接。

部件或设计/材料组合获得稳定的最终证据在于患者能够长期使用。暴露于口腔环境中和加工及维护过程中对部件的安全操作，最终决定了种植体-上部结构复合体成功地行使功能。

基台高度、基台轴向（直基台或角度基台）和锥度决定了上部结构是否可以粘接固位。在多单位修复中，缺乏平行时必须校正。若计划采用粘接固位时，建议基台高度的阈值下限定为4mm（Misch等，2006）。

对于一单位修复体来说，必须具备抗旋转特征，如凹槽或平面。对于多单位修复体，平行面和倒凹均不可接受。

粘接所需的空间可以在替代体/基底部件上进行预估和考虑。

尽管粘接技术已经降低了粘接单冠和高嵌体所需要的最小基牙高度，但是粘接剂的选择对种植体上部结构固位的影响很小。

粗化基台表面可少许增加固位。

为使修复体就位于天然牙而出现了粘接剂。关于应使用哪种粘接剂，什么时候用和如何正确使用尚无一致结论。与基台和种植体周围组织严重感染相关的粘接剂残留越来越受到关注。

当使用的粘接剂不受控制地在牙冠内流动时，应使用涂刷技术。把带有过量粘接剂的牙冠按压时，会推开软组织袖口，且粘接剂可能会流向深部进入结缔组织（Wadhwani和Chung，2013）。残留的粘接剂可能会引起化学反应和异物反应，类似于把印模材料注入到天然牙周围的组织（O'Leary等，1973；Ree 2001）。类似于结石，粘接剂残留会促进菌斑积聚和生物膜生长。另外，难以发现和清除粘接剂残留。

冠边缘到达种植体平台或边缘止于基台都需要完美的精度。不能接受就位不良的修复体。它们反映了转移错误和调殆问题。它们为细菌提供了微环境，进而引发生物学并发症，尤其是与粘接剂残留合并出现时。另外，修复体就位不良也导致口腔卫生程序无法正确实施，例如使用牙线。

4.3.6　封闭螺丝、愈合基台、黏膜成型器

外科程序之后，可通过不同方式封闭种植体平台和连接处。

对于潜入式愈合，短而小的封闭螺丝是更好的选择。略高的封闭螺丝可帮助安放并稳定屏障膜。对于半潜入式或穿黏膜愈合期，可以选择宽而高的愈合帽和黏膜成型器。

二期手术时可以更换设计更为合适的愈合帽，或用临时修复体替换愈合帽；后者主要用于最终的组织塑形阶段，即，动态挤压的概念（Wittneben等，2013a）。

由这些部件引发的并发症与以下相关：组织增生，影响软组织和硬组织（例如移植物颗粒），螺丝刀入口的损害/磨损，使用锈蚀的、非原装、非原厂部件。

4.3.7　覆盖义齿的附着体系统

牙种植可从根本上改善牙列缺失患者的生活质量（Wismeijer等，1995；Timmerman等，2004）。市面上有大量的修复部件用以改善义齿的固位（Osman等，2012）。部件应能够抵抗大的力量，一旦固位力减弱了，活化或更换新部件应简便。用很小的固位区保证全牙弓修复体的功能，会导致应力集中和磨损。因此，不管所使用的附着体系统如何，也不管支持覆盖义齿的种植体数目如何，对于上颌与下颌覆盖义齿，无须讶异，维护极其重要。

4.3.8　中间结构

每一个额外的界面和材料组合均代表了一个额外的风险因素。因此，一体式修复更受青睐似乎是合乎逻辑的，因为其只需要一个基台螺丝直接连于种植体。这使复合体发生硬件并发症的风险最低。

由于解剖条件的限制或不适宜的轴向分散和间隙需求，固定和可摘式修复体的常规基台和附着体系统不足以提供合理的修复体。在此类情况下，将人工制作或通过CAD/CAM制作的中间结构连于基台上，可以提供必要的修正，用以支持上部结构。有时这是极其复杂的，而体积庞大的种植体-修复体复合体会导致额外的硬件相关风险。

4.3.9　修复体

一般而言，种植体支持式上部结构在制造和设计方面类似于天然牙支持式修复体。其差异与以下相关：种植体的连接、种植体和基牙生物力学特点的差异，以及连接于种植体所需要的空间。

天然牙及其周围组织缺失后，为功能性修复牙列，从实践的角度提出了各种各样的概念。这些概念来源于天然牙，并应用于传统修复学。

通过各种各样的概念和简单的咬合记录方法，可以满足患者咀嚼舒适的愿望。对于种植体支持式修复体的效果来说，咬合因素和咬合细节似乎较为次要（Carlsson，2009）。

为寻找与副功能咬合、过度负荷和过大力等相关的信息，Hsu等（2012）找到了15篇临床报道，与以下相关：边缘骨丧失、树脂饰面或瓷饰面损坏、附着体系统、义齿基底折裂、部件折裂、松动，甚至有报道种植体失败，尤其是有副功能咬合的病例。虽然过度负荷的生物学限制，以及其对嵴顶骨水平的影响尚不清楚（Chang等，2013），但修复材料上应力和疲劳的效应显然需要相当的维护（Papaspyridakos等，2012）。

完善的综合性修复体维护概念需要外科技艺的配合，这也是修复技工室成功工作的基础。所选的部件、材料、材料组合、临床和技工室产品流程的高标准，这将使种植体-基台-修复体这一复合体长期存留的可能性更大。此外，降低风险的手段还包括发生并发症或失败时如何处理的计划。

5 生物学并发症的处理

L. J. A. Heitz-Mayfield

5.1 种植体周黏膜炎的治疗

种植体周黏膜炎的治疗应作为一项预防种植体周炎发生的措施（Salvi和Zitzmann，2014）。种植体周黏膜炎的治疗包括彻底地清除种植体周围黏膜上和黏膜下的菌斑生物膜并联合加强个人口腔卫生。可以使用一系列工具进行非手术机械清除牙石和菌斑生物膜，包括手动刮治器和用塑料、碳纤维或钛工作尖的超声设备。种植体周生物膜也可以用气压喷砂装置、Er:YAG激光、光动力疗法或橡胶抛光杯清除。临床医师应选择对种植体或修复体穿黏膜部分表面损伤最小的方法。推荐使用抗菌剂如氯己定溶液或凝胶，来辅助机械清洁。

重要的是，如果促进因素确定存在，诸如修复体被动就位不良或修复体轮廓过大、基台或螺丝松动或存在异物等，必须对其进行纠正，以获得理想的治疗效果。

种植体周黏膜炎被认为是一种可逆性状态，正如一项试验性人体研究所示，经过3周无干扰菌斑积聚所致种植体周炎症的临床症状（探诊出血），在恢复口腔卫生时得以解决（Salvi等，2012）。

对使用各种不同杀菌剂和牙膏的不同治疗方案进行评估，研究结果显示，治疗后出现了显著的临床改善，即探诊出血减少和探诊深度减轻（图1a～c和图2a，b）。

但是，在这些研究中，种植体周黏膜炎完全消除的病例却鲜有报道。种植体支持式修复体的边缘位置可影响治疗反应。一项临床研究显示，诊断为种植体周黏膜炎的种植体中，与修复体边缘齐龈或位于龈上者相比，修复体边缘位于龈下者的治疗效果欠佳（Heitz-Mayfield等，2011）。

全身应用抗生素治疗种植体周黏膜炎是不合理的（Hallström等，2012）。

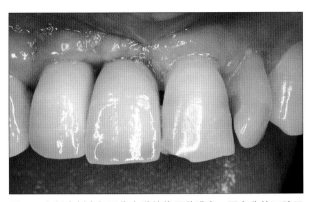

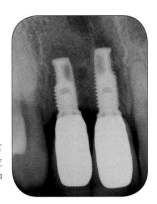

图1b　根尖放射线片。上颌右侧中切牙和上颌右侧侧切牙位点没有边缘骨丧失，证实了种植体周黏膜炎的诊断

图1a　上颌右侧中切牙位点种植体周黏膜炎。不充分的口腔卫生导致菌斑积聚和炎症，从而引发探诊出血

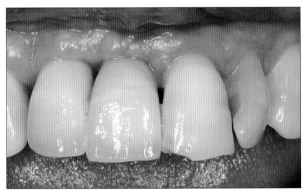

图1c　非手术清创和口腔卫生指导（牙线和刷牙）之后4周，上颌右侧中切牙位点的种植体周黏膜炎得到解决（无探诊出血）

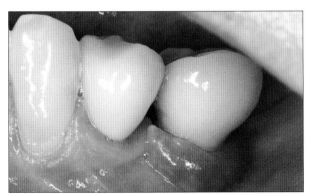

图2a　下颌左侧第二前磨牙种植位点由食物嵌塞引起种植体周黏膜炎。种植体周围黏膜肿胀发红，也有探诊出血

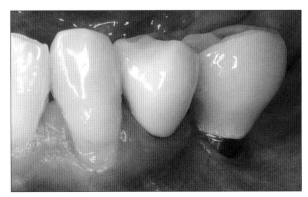

图2b　清洁、口腔卫生指导和氯己定溶液含漱（2次/天，持续1周）之后种植体周黏膜炎得以解决

5.2 种植体周炎的治疗

一旦患者诊断为种植体周炎，落实抗感染治疗非常重要。如果不治疗，很可能发生进行性骨吸收，最终种植体可能丧失。

种植体周炎治疗的首要目标是建立健康的种植体周围组织。需要对因治疗方法，目的在于解决感染并阻止疾病进展。二级目标包括种植体周围骨再生和充填骨内缺损。

文献报道了很多种不同的种植体周炎治疗方法，但是，尚不清楚哪一种最为有效（Esposito等，2012）。

最近，一篇为第五次国际口腔种植学会（ITI）共识研讨会准备的系统评述对大量研究方案进行了鉴别，这些研究方案中的大部分患者都在12个月时取得了成功的治疗效果（Heitz-Mayfield和Mombelli，2014）。该系统评述也发现，虽然在很多研究中取得了良好的短期效果，但仍有报道显示疾病并未得以解决，或继续进展和复发，甚至种植体丧失（Heitz-Mayfield和Mombelli，2014）。

基于本评述纳入的研究之间治疗方案的相似点，推荐以下治疗序列（Heitz-Mayfield等，2014）。

5.2.1 治疗前阶段

- 评估种植体周围的软组织水平、骨水平和修复体，做出正确的诊断，以确定感染的病因。拍摄平行投照的放射线片显示边缘骨水平，并记录临床探诊数值。这样可以显示骨丧失的严重程度，并与表现为生物学并发症的任何硬件或工艺并发症相鉴别，例如修复部件被动就位不充分。另外，先前义齿戴入时拍摄的放射线记录可用于与目前的边缘骨水平作比较。

- 减少种植体周围感染的风险因素——尤其是口腔卫生差、不恰当的修复体设计、吸烟、牙周病和导致种植体周围感染易感的全身疾病。
治疗包括：
-劝告戒烟
-牙周治疗，尤其是存在>5mm的牙周袋并伴随探诊出血的牙列缺损患者
-个性化口腔卫生指导

- 如果修复体为螺丝固位，必须取下评估修复部件或更改修复体轮廓。取下修复体也可以改善通往种植体表面的路径，便于后续的清创。

5.2.2 非手术清创

非手术清创目的是清除黏膜以上及被污染种植体表面可触及的牙石和菌斑生物膜（图3和图6a，b）。可以通过一系列工具来完成，包括刮治器、带有碳纤维或塑料工作尖的超声设备（图3）、使用碳酸氢钠或甘氨酸粉末的气压喷砂装置（图4）、Er:YAG激光或光动力疗法。

由于种植体的表面形态和通往种植体表面的路径受限，所以在深袋内应小心使用龈下工具，以免损坏工具或损伤周围组织。

杀菌剂（如氯己定）、局部抗生素（如盐酸米诺环素微粒）（图5a，b）或全身抗生素可以与非手术清创联合使用。非手术治疗的成功似乎与种植体周炎病损的严重程度有关，即无严重骨丧失和种植体周围无深牙周袋的种植体，其治疗效果较好。

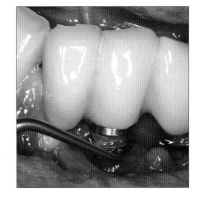

图3 使用钛刮治器去除种植体周炎所波及的种植体表面的牙石和生物膜

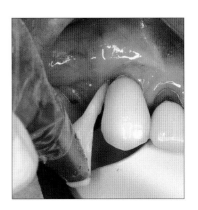

图4 使用气压喷砂装置（甘氨酸粉末）进行非手术清创。喷砂装置的弹性工作尖置于黏膜下约3mm处

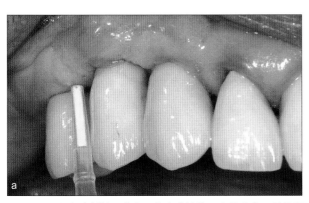
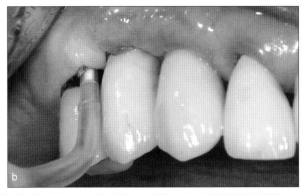

图5a，b 上颌右侧第二前磨牙位点种植体周炎的治疗：用钛刮治器进行非手术清创，然后局部应用抗生素（盐酸米诺环素微粒）

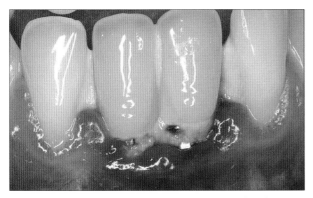
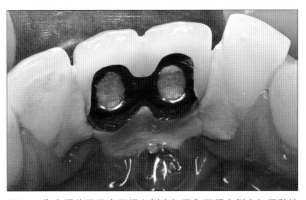

图6a 下颌左侧中切牙和下颌右侧中切牙位点种植体处牙石和菌斑生物膜形成，诊断为种植体周炎。感染的种植体周围黏膜。唇侧观

图6b 临床照片显示在下颌左侧中切牙和下颌右侧中切牙种植位点有牙石和生物膜形成。种植体支持式修复体为夹板式螺丝固位。舌侧观

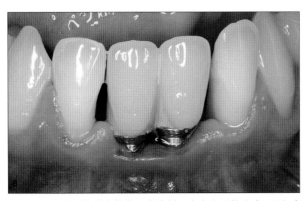

图7a，b 使用钛刮治器非手术清创、全身应用抗生素7天和改善口腔卫生后，图6a，b中所示的种植体周围感染得以解决。治疗后种植体周围黏膜退缩。（a）唇侧观。（b）舌侧观

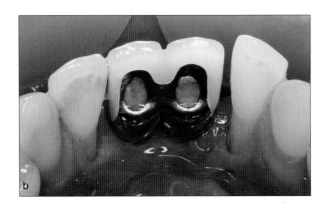

5.2.3 早期再评估

如果非手术治疗后1~2个月内取得了成功的治疗效果，应为患者提供定期的支持治疗和监测（图7a，b）。如果感染没有得到解决，例如，持久溢脓或探诊深袋并伴有探诊出血，则进一步地积极治疗，通常包括手术方法。

5.2.4 手术干预

手术方案可以包括翻瓣清创、再生性治疗或切除性治疗。

所有的手术方案都包括翻全厚黏骨膜瓣，然后去除种植体周炎症性肉芽组织，并进行种植体表面去污染（图8）。

种植体表面去污染的方法多种多样，使用的工具包括：

- 手动的塑料、碳纤维或钛工作尖
- 超声装置
- 钛刷
- 使用碳酸氢钠或甘氨酸粉末的气压喷砂装置
- Er:YAG、CO_2或Nd:YAG激光
- 光动力疗法
- 使用化学试剂冲洗和/或擦拭种植体表面，如过氧化氢、磷酸、无菌盐水、氯己定或乙二胺四乙酸（EDTA）
- 用钨钢钻或金刚砂钻磨改种植体表面（又称为种植体表面成形术）

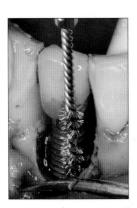

图8 临床照片显示，术中使用安放于外科手机上的钛刷（TiBrush；Institut Straumann AG，Basel，Switzerland）对种植体表面去污染，以顺时针/逆时针振荡（每分钟振动900次）。无菌生理盐水用于冲洗和冷却

翻瓣清创 翻全厚黏骨膜瓣，通常包括垂直向松弛切口，以获得到达种植体表面去污染的通路（图9a，b和图10）。种植体周围骨缺损无骨下袋时，这种方法是最适合的（图13a，d）。治疗结束之后，预期会出现探诊深度减小、探诊出血减少和种植体周围黏膜退缩等治疗结果。

再生性手术方法 再生性手术方法旨在再生种植体周围的缺损，存在骨内缺损时可应用此法。种植体表面去污染之后，用骨移植材料填满种植体周围骨内缺损，也可覆盖屏障膜（图11和图12a～f）。

文献报道，有多种移植材料被尝试用于种植体周围缺损再生，包括自体骨、同种异体脱矿冻干骨、异种骨、源于植物的碳酸钙、羟基磷灰石或β-磷酸三钙。在一些方案中，膨体聚四氟乙烯（ePTFE）不可吸收膜、可吸收胶原膜或人工合成膜可用于覆盖骨移植材料（图11）。当治疗目标是种植体周围骨缺损再生时，也可考虑使用生物活性制剂，如生长因子或釉质基质衍生物。再生性程序后可以是潜入式愈合（如果修复体可以取下），也可以是穿黏膜愈合。

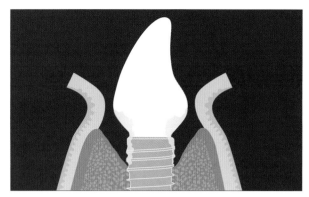

图9a 示意图。翻全厚黏骨膜瓣以获得到达种植体表面使用钛刮治器去除菌斑生物膜的通路

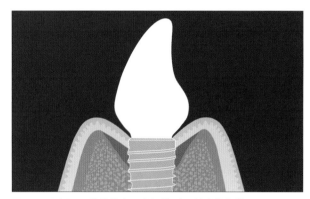

图9b 示意图。种植体表面去污染后，瓣边缘复位

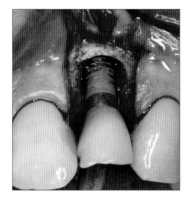

图10 附加垂直向松弛切口，翻全厚黏骨膜瓣，以获得上颌左侧侧切牙种植体进行表面去污染的充足入路

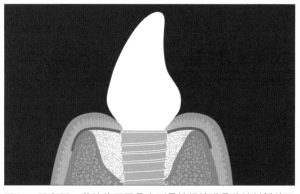

图11 示意图。种植体周围骨内型骨缺损填满骨移植材料并覆盖屏障膜。复位瓣的边缘允许穿黏膜愈合

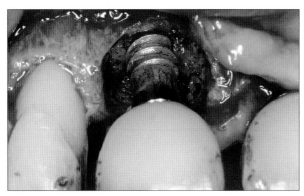

图12a 翻瓣并去除炎性肉芽组织后，可见上颌右侧中切牙位点种植体周围骨内环形三壁型缺损

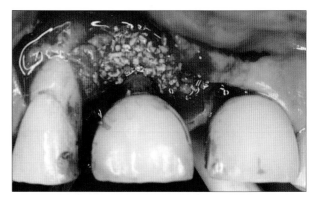

图12b 用去蛋白牛骨基质（Bio-Oss®, Geistlich, Wolhusen, Switzerland）充填同一骨内缺损

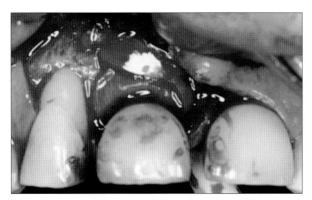

图12c 可吸收胶原屏障膜（Bio-Gide®）覆盖移植材料

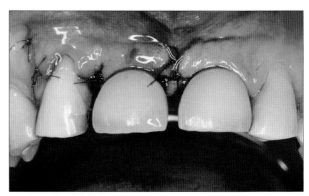

图12d 瓣边缘复位缝合

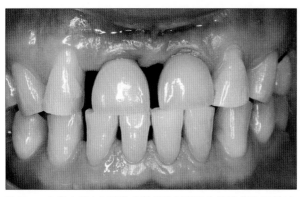

图12e 上颌右侧中切牙位点种植体周炎再生性手术治疗5年之后。患者复查进行定期维护治疗。种植体周围组织健康

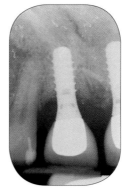

图12f 上颌右侧中切牙位点种植体周炎再生性手术治疗5年之后的种植体周围放射线片。边缘骨水平稳定

骨缺损形态可影响再生性治疗的效果。与一侧骨壁缺失的二壁型骨内缺损相比，三壁型环形骨缺损更具再生潜能（图12a~f和图13a~d）。

在包含10名患者的病例系列中，也报道了辅助结缔组织移植，其目的是减少软组织退缩（Schwarz等，2014）。

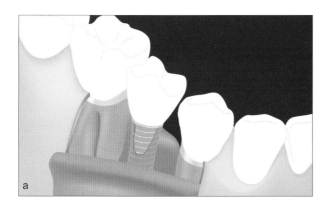 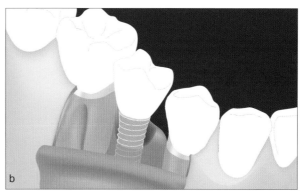

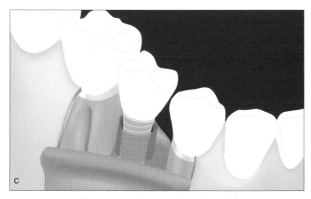 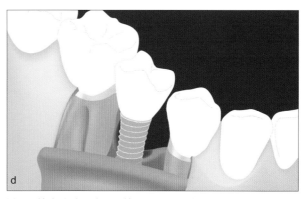

图13a～d 示意图显示各种不同的种植体周围缺损形态。（a）颊侧骨壁缺失的种植体周围缺损，无骨内缺损。（b）颊侧骨壁缺失的种植体周围缺损，二壁型骨内缺损。（c）环形骨内型种植体周围缺损。这种缺损类型最适合再生性治疗。（d）垂直向骨丧失导致种植体周围缺损，无骨内型缺损

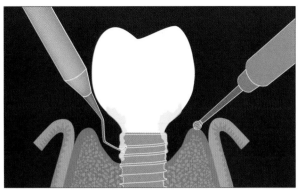

图14a 示意图。切除性手术方法治疗种植体周炎。去除牙槽骨嵴顶以便对种植体表面去污染

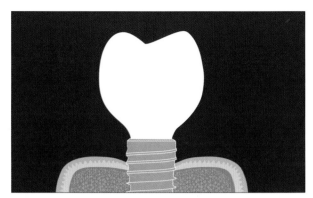

图14b 示意图。去除骨和种植体表面去污染后，根向复位瓣边缘。这种结果通常是部分种植体表面位于黏膜以上

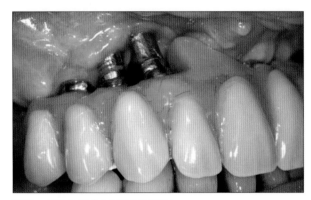

图15 切除性手术之后的临床状态

切除性手术方法 切除性手术方法旨在减小袋的深度，切除环绕种植体周围缺损的牙槽骨嵴顶。种植体表面去污染后，黏骨膜瓣根向复位导致显著的软组织退缩和种植体表面暴露（图14a，b和图15）。

当选择切除性手术方案时，术中也可以进行种植体表面调磨，使用钨钢钻或金刚砂钻尝试抛光种植体表面或磨除种植体螺纹。种植体表面调磨通常被称为种植体表面成形术。表面调磨对种植体直径的影响尚未研究透彻，目前研究显示其可能会降低种植体的强度，从而导致种植体折断的风险增加（Chan等，2013）。

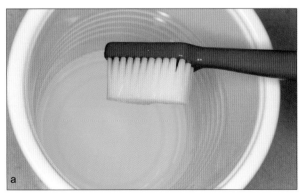

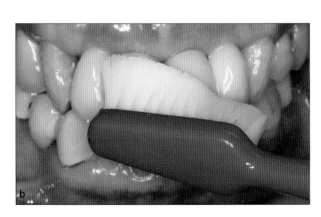

图16a，b 术后配合软毛牙刷使用氯己定溶液

5.2.5 术后即刻护理

在早期愈合阶段，当口腔卫生程序无法实施时，术后护理应该通过用氯己定溶液每天冲洗保证充分的菌斑生物膜控制。术后软毛牙刷的使用，特别是在位点应用氯己定溶液，对术后第1周也是有利的（Heitz等，2004）（图16a，b）。推荐在术后护理阶段全身应用抗生素。

鉴于种植体周炎病变的侵袭性和种植体周围深袋中牙周致病菌的积聚，全身应用抗生素的原理是抑制微生物负荷和牙周/种植体周围特异性致病菌。但是，目前尚无随机对照试验对全身应用抗生素治疗种植体周炎的效果进行评估。在实施之前，应与患者讨论全身应用抗生素可能的副作用。

5.2.6 维护

种植体周炎治疗方案的重要阶段包括提供个性化维护治疗。需要定期监测、加强口腔卫生和专业的龈上菌斑生物膜清除来避免再感染或种植体周炎的复发（图17）。

维护治疗的频率取决于对每个患者相关风险因素的风险评估，如吸烟习惯、牙周状态、糖尿病和口腔卫生，以及局部风险因素（如去除菌斑生物膜的途径）。

5.2.7 种植体取出

在一些患者中，尽管进行了治疗，但是感染仍

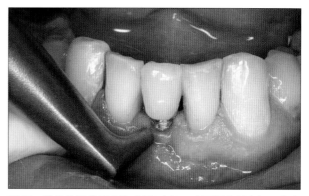

图17　种植体周炎手术治疗后6个月，在下颌右侧中切牙位点用带有甘氨酸粉末的气压喷砂装置进行维护治疗

持续存在或反复发作，则需要取出种植体。此外，发生严重骨丧失或治疗会不利于美学效果时，患者可能会选择取出种植体而非接受种植体周炎的治疗。

如果可能，应以保守方式取出种植体，以避免额外损伤邻近结构，并尽可能多地保留骨。目前，在可能的情况下，更优的取出种植体的方式是使用种植体取出工具。很多种植体制造商都有特制的工具，可通过高扭矩反向旋转来取出种植体。首先取下修复体和基台，把种植体取出工具逆时针旋入种植体内（图18a）。然后将棘轮扳手安放于取出工具上，逆时针施加扭矩于种植体上，直至骨结合破坏，最终可以取出种植体（图18b）。

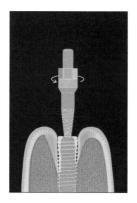

图18a　示意图。种植体取出工具逆时针旋入待取出的种植体内

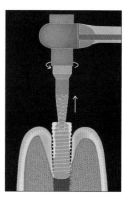

图18b　使用逆时针扭矩取出种植体

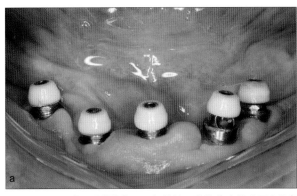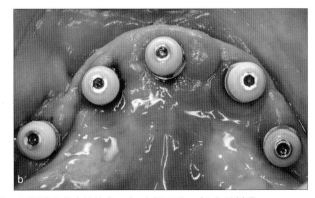

图19a，b 下颌5颗种植体。已经摘掉了种植体支持式固定修复体，以便进行彻底的检查。（a）颊面观。（b）舌侧观

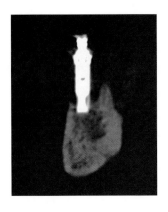

图19c 锥束CT扫描显示，下颌中间的种植体存在严重的骨丧失，延伸至根端1mm之内

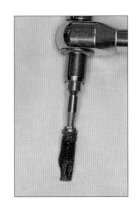

图19d 使用种植体取出工具取出中间的种植体

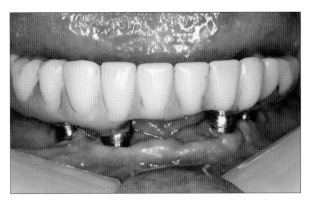

图19e 在对同样表现为种植体周炎的其余4颗种植体进行治疗（外科翻瓣和种植体表面去污染）后，对种植体支持式修复体进行调改并重新安放。每4个月提供1次种植体周围支持维护治疗

在少数病例，无法使用种植体取出工具，例如种植体折断或裂开时，可以用超声骨刀或钻小心去除周围的骨质，然后用牙钳取出种植体。

如果骨去除是不可避免的，应小心地保留上颌腭侧骨壁和下颌舌侧骨壁以利于下一步的种植体植入或骨增量程序。

虽然在文献和章节9.3.1中描述了用环钻取出种植体，但是如果可能，应避免使用此法，因其可能导致去骨过量。

在种植体移除之前，应使用恰当的放射线片检查来评估种植体的邻近结构以避免发生并发症。

也应该考虑失败种植体的修复问题。有时，可以对原修复体调改后重新安放（图19a～e），但有时则需要重新植入种植体并制作相应的新修复体。

为了后续的种植体植入，必须进行骨增量程序，以便有充足的骨量。在某些病例，优先选择替代方案，如可摘局部义齿。

5.2.8 结论

在可以获得进一步的证据以区别各种方案的相对效果之前，临床医师应根据个体病例的需求选择最合适的治疗方法。应该将各种程序/材料的相对费用和效果纳入考量，并与患者讨论。一些研究描述了精心制作的方案，联合应用大量的材料和技术，这意味着治疗费用的增加，但是治疗效果方面却无显著优势。

种植体周炎（和种植体周黏膜炎）治疗后，通常会导致种植体周围黏膜退缩，这也许会危害美学效果。因此治疗前应与患者讨论可能的不良事件，如软组织退缩或感染复发。

5.3   非菌斑相关的生物学并发症

非菌斑相关的生物学并发症的处理包括获取完整的病史和恰当的活组织检查进行病理评估以明确诊断，如口腔扁平苔藓（章节9.2.2）、外周型巨细胞肉芽肿（章节9.2.4）或肿瘤（章节9.2.3）。建议转诊到口腔内科专家或口腔颌面外科医师处进行评估和合适的治疗。第9章病例报道中概述了各种非菌斑相关生物学并发症的治疗实例。虽然这些并发症是罕见的，但后果是严重的，临床医师必须熟悉其临床表现以避免误诊和不恰当的治疗。

6 硬件并发症的处理

U. Brägger

6.1　机械并发症

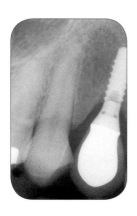

图1a　在患者主诉种植牙冠松动之后拍摄的根尖放射线片。垂直骨吸收到达基台螺丝位置，可见折断线

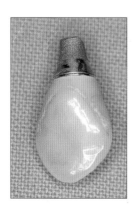

图1b　已折断的种植体的冠方部分以及粘接的牙冠，种植体是细直径、常规颈的软组织水平种植体

6.1.1　种植体折断和脱落

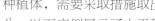

当种植体折断后，如果决定在同一位点更换种植体，需要采取措施取出残留在骨内的种植体部分。以下病例展示了由于种植体折断导致种植体失败的处理措施。

为了减少引导骨再生（GBR）手术程序和节省费用，在患者上颌右侧尖牙位点窄薄的牙槽嵴上植入1颗细直径、常规颈部的软组织水平种植体。5年以后，患者以种植体牙冠松动为主诉就诊（图1a～f）。根尖放射线片显示在垂直向骨缺损的区域可见一条折断线。牙冠连同种植体颈部部分一同取出。3周之后，黏膜长入，完全覆盖了当前埋伏的种植体部分。

翻黏骨膜瓣，以便取出折断的种植体。由于种植体平台已经丧失，因此不能使用拔除种植体的相关器械和环钻（ten Bruggenkate等，1994）。

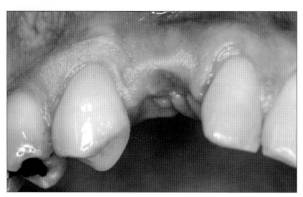

图1c　在取出折断的冠部结构以后，几周之内软组织长入并覆盖剩余的种植体部分

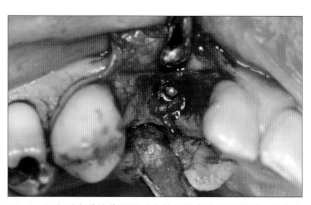

图1d　取出剩余种植体需要用小的牙钻去除周围骨质，因此在颊侧产生较大的骨缺损

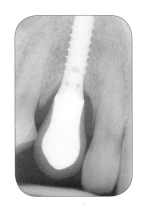

图1e 重新植入1颗标准直径（4.1mm）、常规颈部的种植体，并进行一定的骨增量手术程序

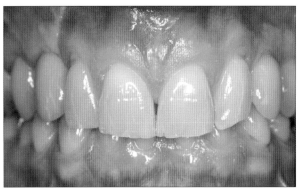

图1f 新的牙冠戴入后，尽管经过了骨增量手术程序，仍然可见组织缺损

种植体残片仍然有骨结合，在牙钻磨除周围骨之后将其从颊侧取出。

随后进行GBR手术程序，植入1颗新的种植体（RN，直径4.1mm；Institut Straumann AG，Basel，Switzerland）。新的烤瓷冠和相关的外科治疗均为患者免费提供。

在新的种植体植入之前需要先取出剩余的种植体，这涉及外科和修复程序，可能会带来相关并发症，引起患者的不适和产生相关的费用，并且可能产生法律问题。

在20世纪70年代中期，瑞士伯尔尼大学的Schroeder等学者（1988）对于游离端缺失的患者采用更早一代的Straumann种植体，即篮状种植体进行种植修复。

对于图2a～e和图3a～i的病例，这是除了可摘局部义齿之外的唯一选择。种植体植入磨牙区并且通常和天然牙固定在一起。患者此处原来的修复方式是金属烤瓷固定修复体（i35-x-i37和i47-x-x-44）。

固定桥的天然基牙端采用磷酸锌水门汀粘接固位，种植端冠则采用螺丝固位。当金属烤瓷桥中动度更大的基牙固位力丧失时，这一理念使得现有的方案非常灵活。在中空柱状种植体下颌左侧第二前磨牙脱落以后，重新制作固定桥（34-x-x-i37）。在下颌左侧第一前磨牙基牙脱落以后，一段式种植体下颌左侧第二磨牙折断。医师决定将骨结合良好的篮状-柱状种植体保留在骨内，因为种植体的大块残片位于下颌磨牙区，取出的风险太高。

在下颌左侧第一前磨牙和在下颌左侧第二前磨牙位点植入2颗种植体（RN，直径4.1mm；Straumann），制作悬臂固定修复体（i34-i35-x），在这一区段行使功能。

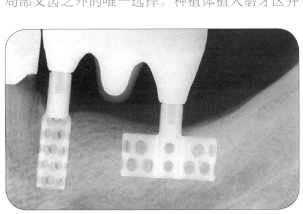

图2a 中空柱状种植体和篮状种植体支持的三单位金属烤瓷固定桥（i35-x-i37）刚刚戴入时（1985年7月）

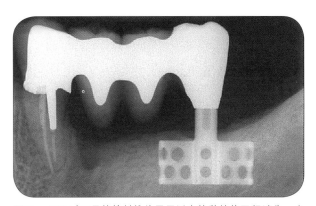

图2b 1994年6月的放射线片显示近中的种植体已经消失；出现新的固定修复体（34-x-x-i37）

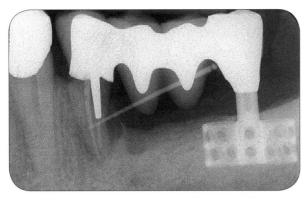

图2c　2002年1月拍摄的带有牙胶尖诊断丝的根尖放射线片显示已经做过根管治疗及桩核冠修复的下颌左侧第一前磨牙无法保留。拔除下颌左侧第一前磨牙，将固定修复体从下颌左侧第二磨牙种植体近中分开

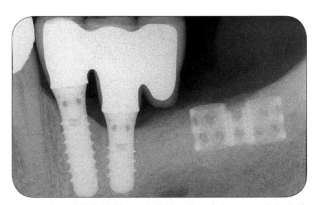

图2d　由于种植体折断，远中的基牙作用丧失。2007年根尖放射线片显示新的固定桥修复体（i34-i35-x）。下颌左侧第二磨牙位点折断的种植体整合在骨内

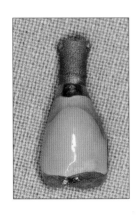

图2e　种植体冠方部分从篮状结构的基底处折断

图3a～i与图2a～e为同一个患者失败的天然牙/种植体混合支持式固定修复体（i47-x-x-44）。

最早的固定修复体在1985年戴入。8年之后，天然牙基牙的固位力丧失，之后做了根管治疗及桩核以适应原来的固定桥。原有的修复体可以一直保留，直至基牙被拔除。

4年之后，基牙下颌右侧第一前磨牙失败。

随后，在下颌右侧第一前磨牙位点植入1颗种植体。旧的篮状种植体与synOcta®常规颈部（RN）种植体（Straumann）固定在一起（厂家仍然可以提供原始的铝制印模帽）。

该患者是出现多种并发症和种植失败的典型病例。其上颌的修复体出现了固位力丧失、龋坏等问题。目前上颌的修复为上颌右侧第二前磨牙、上颌右侧尖牙位点种植体与上颌左侧尖牙、上颌左侧第二前磨牙位点天然牙混合支持式覆盖义齿。

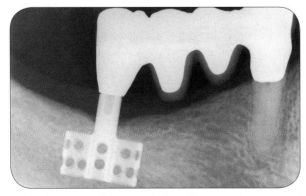

图3a　1985年7月戴入固定修复体（i47-x-x-44，与图1所示的是同一个患者）的根尖放射线片

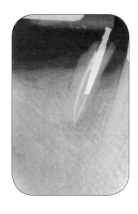

图3b 1993年11月，天然基牙下颌右侧第一前磨牙开始出现固位力丧失的情况，于是做根管治疗和桩核修复

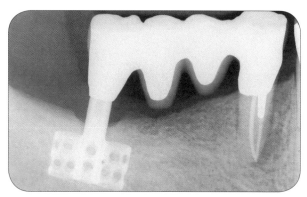

图3c 1周后经调改的固定修复体

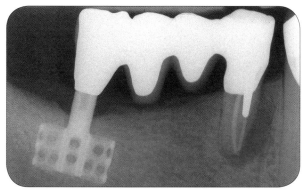

图3d 1997年11月，天然基牙下颌右侧第一前磨牙由于根尖周炎被拔除

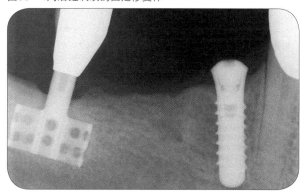

图3e 1998年4月，在下颌右侧第一前磨牙位点植入1颗常规颈部、标准直径的种植体

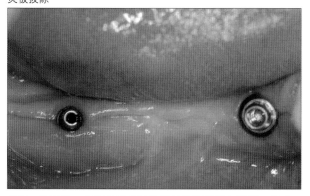

图3f 𬌗面观：安装了螺丝固位修复桩的下颌右侧第二磨牙一体式篮状种植体和安装了synOcta®基台的下颌右侧第一前磨牙种植体

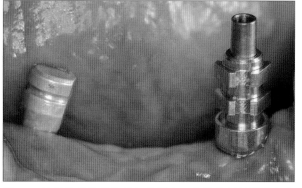

图3g 使用篮状种植体的印模帽（厂家仍然可以提供）和synOcta®开窗式印模的印模帽（当时尚无颜色编码）制取印模

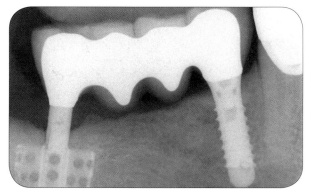

图3h 包含了新、老一代种植体固定修复体（i47-x-x-i44）的放射线片

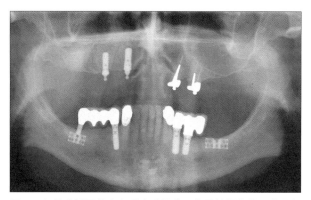

图3i 上颌采用覆盖义齿重建后的曲面体层放射线片，在上颌右侧第一前磨牙、上颌右侧侧切牙位点种植体和天然牙上颌左侧尖牙、上颌左侧第一前磨牙上安装球附着体（2012年12月）

6.1.2 种植体平台三维位置不佳

当种植体没有以修复为导向正确植入时，可能导致种植体平台相对其他种植体（有多颗种植体时）或天然牙三维位置不佳。下述病例将展示种植体位置不佳所产生的问题及相关处理措施。

干扰标准的修复程序 在如下所示的临床病例中种植体出现了干扰标准修复程序的现象。下前牙过长，几乎接触到腭侧切牙乳突。在上颌右侧尖牙、上颌右侧中切牙、上颌左侧中切牙、上颌左侧尖牙位点分别植入常规颈部的软组织水平种植体。上颌右侧中切牙和上颌左侧中切牙位点种植体没有足够的修复空间来连接上部结构（图4a~f）。

患者接受了一个长期的临时修复体（i13-x-i11-i21-x-i23）并且计划在拔除下颌左侧中切牙之后做下颌正畸治疗，为修复部件提供足够的空间。为了压低下前牙，对牙体预备、冠延长术、树脂充填或贴面等选择也进行了讨论。

没有考虑距离 本病例在下颌右侧第一磨牙和下颌右侧第二磨牙位点植入2颗种植体。种植体平台的选择（2颗常规颈部软组织水平种植体）、与邻牙之间的距离，以及种植体平台与下颌右侧第三磨牙釉牙骨质界关系的把握不当，造成了后期修复的困难（图5a，b）。

缺牙区的间隙太小，无法满足三单位的固定桥修复体，此外下颌右侧第二磨牙位点种植体的修复体也无法形成一个满意的穿龈轮廓。

患者尝试了数种不同的修复方案，但是因为食物嵌塞，无一满意。最终的方案是采用2个长期的临时修复体进行长期修复，中间留出缝隙。

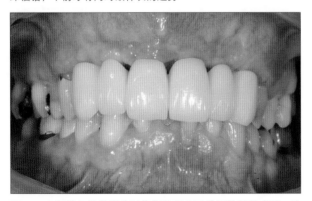

图4a 正面观可见上颌右侧尖牙、上颌右侧中切牙、上颌左侧中切牙、上颌左侧尖牙位点种植体冠方的修复间隙有限。患者深覆𬌗，下前牙有向对颌伸长的趋势

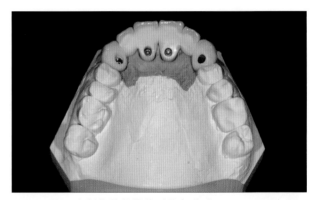

图4b 技工室制作的长期临时修复体（i13-x-i11-i21-x-i23）直接螺丝固位于种植体上。下颌切牙与上颌右侧中切牙和上颌左侧中切牙的腭侧螺丝紧密接触

图4c 上颌戴入的长期临时修复体是为了进行软组织成形，改善穿龈轮廓、龈乳头形态和发音。患者将进行下颌正畸治疗，压低下颌切牙并拔除其中1颗。由此为上颌的软组织水平种植体制作螺丝固位的固定修复体提供修复空间

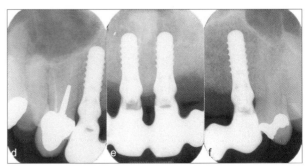

图4d~f 上颌右侧尖牙、上颌右侧中切牙、上颌左侧中切牙和上颌左侧尖牙位点种植体的根尖放射线片，长期临时修复体就位，可见临时基台连接的影像

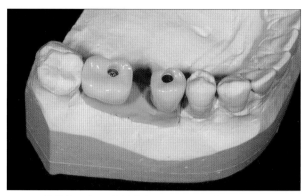

图5a　种植体之间及种植体与邻牙之间距离不当。退而求其次，制作了2个长期临时修复体进行修复，中间余留缝隙，观察食物嵌塞的情况是否比患者之前尝试的各种不同的冠和固定修复体有所改善

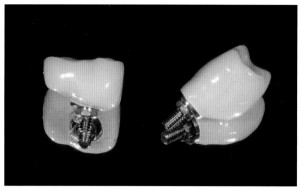

图5b　由于种植体平台过小，磨牙冠的穿龈轮廓不佳；种植体平台过于偏冠方，且种植体和磨牙之间的距离过大

轴向位置不佳　在上颌双侧中切牙位点植入种植体并同期进行GBR程序（图6a～i）。但是种植体植入位置过于偏唇侧，轴向位置不正确。因为唇侧骨板仍然存在，所以做软组织移植来提供足够的软组织封闭。长期的临时修复体修复塑造了可接受的美学效果，但是唇侧骨板的长期稳定性存在一定风险。

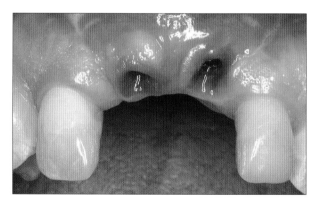

图6a　上颌右侧中切牙和上颌左侧中切牙位点种植体，准备进行修复

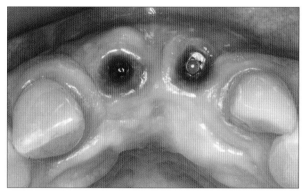

图6b　种植体植入位置偏唇侧

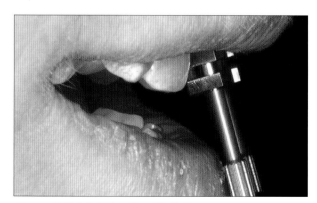

图6c　2颗种植体的轴向过于唇向偏斜

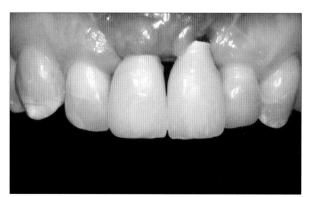

图6d　首次戴入临时修复体后效果较差

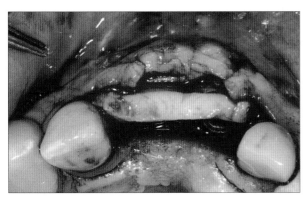

图6e 移植软组织瓣以改善黏膜状况

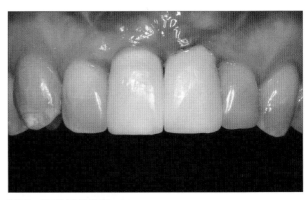

图6f 第1次试戴蜡型

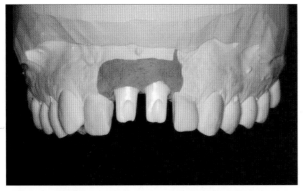

图6g CARES®基台（Straumann）的唇侧有螺丝通道

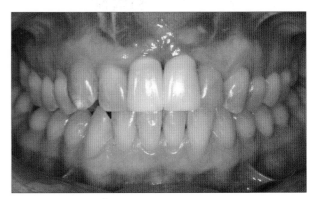

图6h 戴上CARES®基台以后第2次试戴蜡型

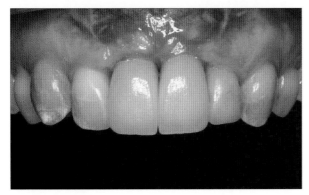

图6i 最终修复体

6.1.3 与基台相关的并发症

如下述病例所示，机械并发症可以发生在基台水平。

基台折断 一位65岁的患者做了2组种植体支持式固定修复体（x–i16–i15–x–i13–x–i11和x–i22–x–x–i25–i26）（图7a～e）。

右上区固定修复体的螺丝反复松动，仅仅拧紧 雅向螺丝并未解决问题。于是拆除固定修复体后对基台进行对比检查和重新加力，发现其中一个基台在基底部折断，与其他部件分离。

synOcta®八角基台（Straumann）由3部分组成：基底、基台和基台螺丝。此时，"激光焊接"处已经断裂。更换一个新的基台，扭矩至35Ncm，直至目前此固定修复体已经稳定地维持了10年。对患者的咬合和关节进行检查，建议其常规佩戴保护性雅垫。

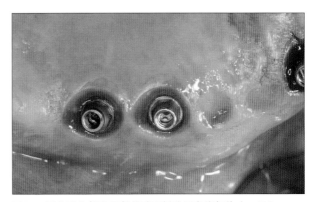

图7a 因为雅向螺丝反复松动而拆除固定修复体（x–i22–x–x–i25–i26）之后，上颌左侧第二前磨牙位点种植体的synOcta®基台的冠部结构折断，与基底分离，可以移动

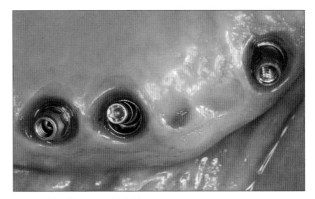

图7b 基台螺丝连同基底被一同取出

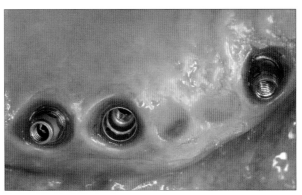

图7c synOcta®八角基台连接部分没有残留碎片，可以安装全新的基台

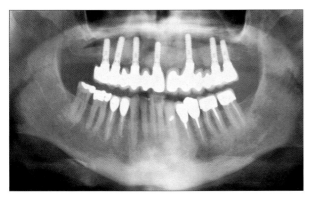

图7d 将所有基台加扭矩至35Ncm，雅向螺丝加扭矩至15Ncm之后固定修复体重新就位

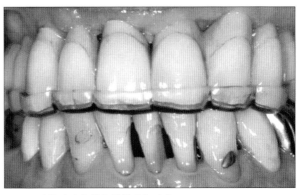

图7e 建议患者佩戴保护性夜间雅垫

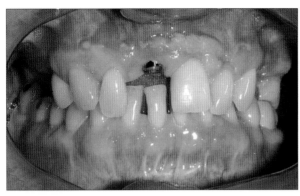

图8a 种植体牙冠和实心基台在一次自行车事故中折断。急诊科医师用探针取出折断的基台，拧入愈合帽

创伤导致基台折断 患者60岁，金属烤瓷冠粘接于实心基台上。她在骑自行车时发生车祸，导致烤瓷冠脱落和嘴唇创伤。经过急诊处理，在嘴唇创伤愈合之后，患者做了全面检查，考虑重新制作或修整烤瓷冠（图8a～e）。

实心基台的残留部分可以手动取出。拧入一个新的配套的实心基台，扭矩35Ncm。基台的外形与烤瓷冠内面形态相适应。使用内冠密合度指示剂Fit Checker（GC Corporation, Tokyo, Japan）来检查牙冠组织面需要调磨的量。

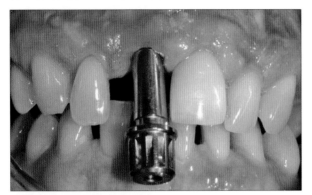

图8b 安放新的实心基台，扭矩35Ncm

牙冠的组织面（沟槽部分）需要调改，因为旧的Bonefit®种植体（Straumann）无法提供卡位止点。内部圆锥形连接无法为加完扭矩基台（无标志点）提供精确的放置位置。基台和牙冠可以调整到一个边缘合适且粘接固位良好的水平。烤瓷冠用玻璃离子水门汀粘接。

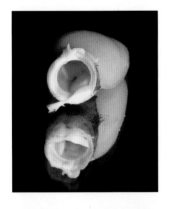

图8c 脱落的烤瓷冠完整，可以继续使用，但是需要找到基台的沟槽和基台平面

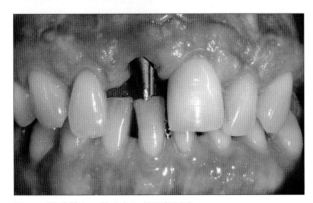

图8d 调改基台，使之与旧牙冠相适应

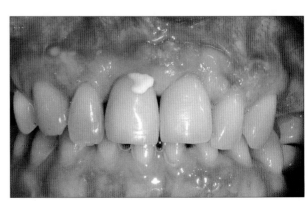

图8e 使用密合度指示剂Fit Checker（GC Corporation, Tokyo, Japan）检查需要调改的量

6.1.4 与基台螺丝相关的并发症

在临床中可能会遇到与基台螺丝相关的一些问题。

基台螺丝孔破坏 一位70岁患者，因为基台螺丝与螺丝刀不匹配，无法取出基台而被转诊。患者多次出现崩瓷，医师决定重新制作烤瓷冠，但是基台中央螺丝无法取出；显然，螺丝孔已经被破坏了。于是用服务套装里的不锈钢扩孔钻直接钻开基台螺丝顶端，低速切削，且用大量水冲洗（图9a～f）。

之后，将螺丝取出螺栓置入螺丝孔内，螺纹与所钻孔的侧壁相嵌合，使得棘轮扳手可以拧松基台。对连接部位仔细冲洗之后，更换愈合基台，患者被转诊回原医师处，按计划制作新的牙冠。

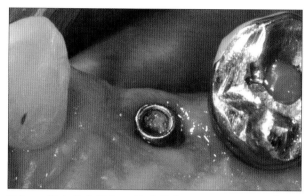

图9a 增生的软组织覆盖种植体平台与synOcta®基台（Straumann），基台螺丝上充满软垢

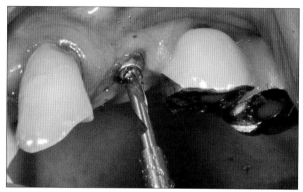

图9b 因为基台螺丝顶端被破坏，螺丝刀无法啮合，使用服务套装里的不锈钢扩孔钻钻穿螺丝顶端

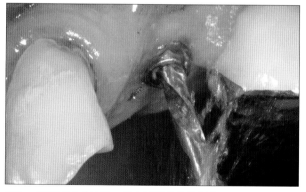

图9c 要用水充分冲洗，避免周围组织热损伤

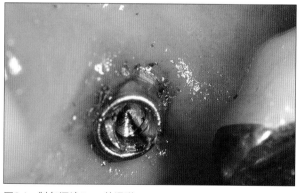

图9d 制备深达3mm的通道

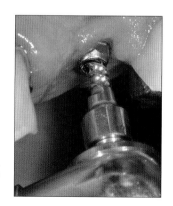

图9e 将螺丝取出栓（6°）放入基台内，手动调整使之啮合。使用棘轮扳手，在拧出方向上施加扭力

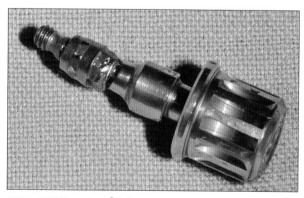

图9f 取出的synOcta®基台

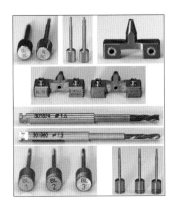

图10a 引导取出骨水平种植体折断基台螺丝的服务套装组件：螺纹取出工具、钻导向器、研磨切削钻、扩孔钻和攻丝钻

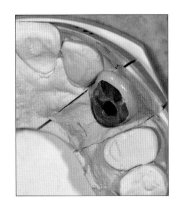

图10b 上颌左侧尖牙金属烤瓷修复体反复松动，施加大于35Ncm的扭矩导致基台螺丝折断

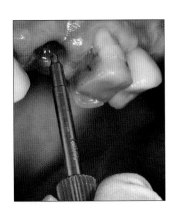

图10c 首先使用螺纹取出工具轻松地取出了折断部分

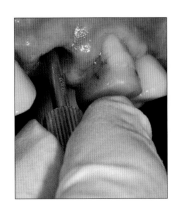

图10d 用这种方式无法取出里面的螺丝残余

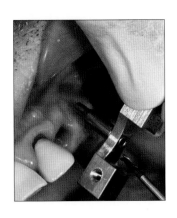

图10e 安放钻导器

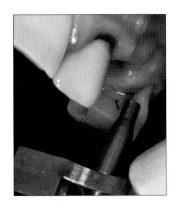

图10f 随着研磨切削钻的切削（左旋切削），螺丝残余掉入基台基底部

金基台的螺丝折断 患者上颌左侧尖牙缺失，植入1颗骨水平种植体，行金属烤瓷冠修复。安放印模柱，就位后拍摄放射线片。患者因为螺丝松动反复急诊就诊。一体式牙冠最终加扭矩至超过35Ncm；结果导致基台螺丝折断，螺丝残余留在十字锁合连接处。带有印模帽的放射线片显示没有紧密连接，显然，误用了窄直径十字锁合的印模帽。技师也使用了错误的替代体和金基台。

可以想象，最终冠的十字锁合（Straumann）连接也不理想，因为内壁不贴合，导致反复松动。使用了骨水平种植体的服务套装之后，在可控的情况下将折断的碎片取出（图10a～m）。冲洗之后，用正确的常规直径十字锁合印模帽，制作良好密合的牙冠。新的烤瓷冠未再出现螺丝松动的情况。

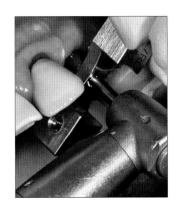

图10g 钻引导器上的止动片防止钻磨过深

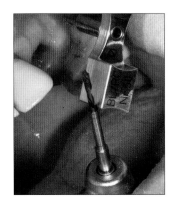

图10h 更换钢切削钻（左旋切削）

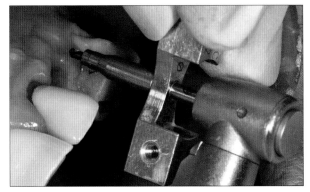

图10i 最终由精确器械引导磨钻，取出碎片

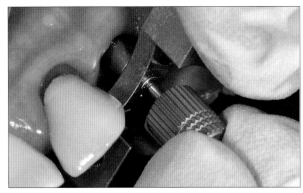

图10j 通过最后攻丝达到所需深度，最终从中央螺丝孔取出了碎片

图10k～m 放射线片揭示了失败的原因：使用了不合适的印模帽——窄径的十字锁合而非常规径十字锁合。因此导致技工室错误采用了太小的替代体和金基台，十字锁合无法起到应有的作用。从前两张放射线片上可以看到相应的缝隙（箭头所示），使用了新的印模帽后则看不到缝隙

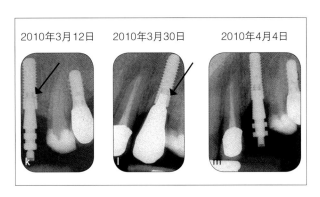

取出基台螺丝 35岁患者，由于外伤拔除上颌右侧中切牙，做种植修复。植入常规径十字锁合种植体并同期GBR。患者戴了4个月的长期临时修复体做软组织塑形，用动态印模技术取印模（Wittneben等，2013b）以模拟龈乳头最佳形态。戴入最终的一体式CARES® 二氧化锆冠（Staumann），在加力过程中，当扭矩大约为30Ncm时，基台螺丝折断。螺丝的基底部在常规直径十字锁合连接处卡住了（图11a～v）。

在基台螺丝折断以后，冠的位置发生改变，不管折断的部分，仍然可以用临时修复体保持软组织的轮廓。

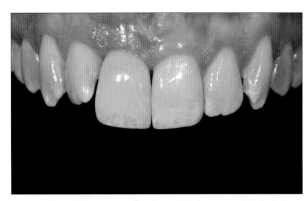

图11a 准备戴入CARES®二氧化锆饰瓷冠，在准备加扭矩至35Ncm的过程中，基台螺丝在扭矩为30Ncm时折断

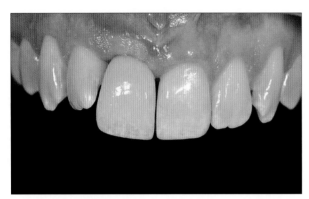

图11 b 牙冠无法完全就位

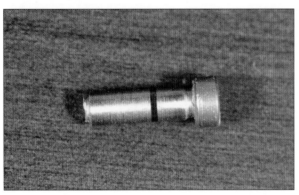

图11c 如图所示基台螺丝的头部、基台螺丝的底部在种植体内

对患者进行了开放式预约，预订工具盒和准备骨水平种植体的配件。去除临时修复体，在良好的体位和光照条件下按照说明书使用工具。

首先尝试用螺纹工具取出拧下折断部分没有成功，于是将钻磨引导器插入种植体内。十字锁合的连接结构便于精确放置引导杆。依次应用研磨切割钻和扩孔钻，低速手动攻丝，伴随充分水冷却。

正确操作最重要的一点是要求作用方向与种植体长轴平行，否则可能导致钻的立即折断。

切割的效果很明显，金属碎片被输送至冠方，附着在切割钻上，反复冲洗去除残片。工具上标示了正确的深度，在引导杆的引导下，使用的1级、2级、3级攻丝钻皆位于中心，硅油使攻丝过程更加容易。再次冲洗后，通过无干扰拧入一个新的基台螺丝测试了十字锁合连接。

最后戴入时通过最终冠确认正确位置，基台螺丝加力就位，保持螺丝刀与种植体长轴平行，与中央螺丝孔的瓷壁保持一定距离并准确扣于螺丝帽上。用聚四氟乙烯膜和光固化硅橡胶封闭螺丝孔。

1个月以后，证实该位点密合、位置准确，形成了完整龈乳头。使用聚四氟乙烯膜和复合树脂充填中央螺丝孔。对照放射线片显示牙冠准确就位。

放射线片上显示可见的碎片都被成功取出。

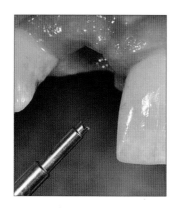

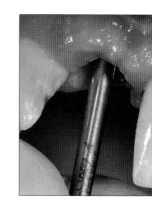

图11d 用螺纹取出工具试图拧下螺纹

图11e 碎片原地不动

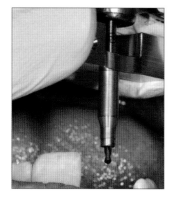

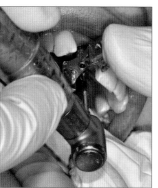

图11f 钢钻和钻引导杆

图11g 引导杆位置稳固

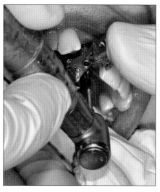

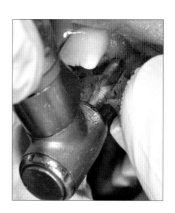

图11h 钻与种植体长轴平行

图11i 要求充分水冷却，速度低于200r/min，反方向钻磨

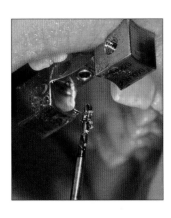

图11j　在卡住的断片内钻磨，要不断冲洗出松动的碎片

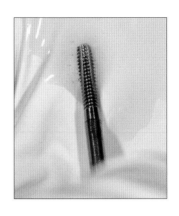

图11k　由于方向偏离了种植体长轴，导致攻丝钻螺纹破坏

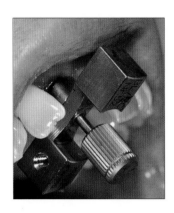

图11l　第1次攻丝到达了十字锁合连接处的底部

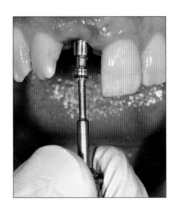

图11m　使用就位螺丝检查螺丝的固位功能是否正常

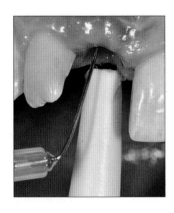

图11n　仔细冲洗十字锁合连接处

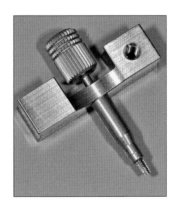

图11o　在引导杆的引导下做最后的攻丝

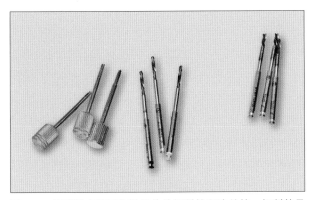

图11p 用于固定牙冠和种植体的切削钻和攻丝钻。切削钻是一次性的，需要更换

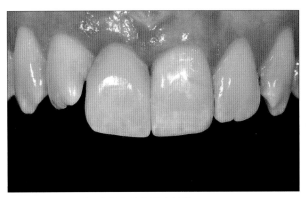

图11q CARES®冠在原来的位置上就位

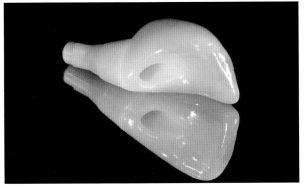

图11r 一体式的CARES®冠，由二氧化锆内冠和直接饰瓷组成

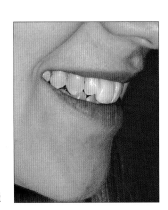

图11s 患者微笑时的侧面像

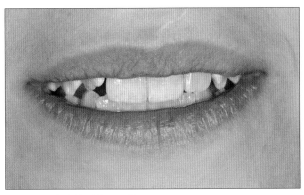

图11t 患者微笑时的正面像

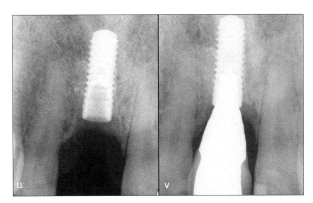

图11u，v 氧化锆残片和最终冠就位的根尖放射线片

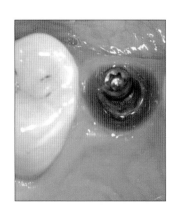

图12　在去除横向螺丝固位冠后可见菌斑沉积

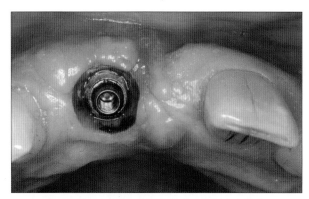

图13　菌斑在基台上积聚，周围组织处于慢性炎症状态

6.1.5　与固位力相关的并发症

在种植系统的各修复部件和配套的螺丝固位修复体之间总是存在间隙。各部件完全紧密贴合的状态会降低可操作性，因此，各部件的连接界面之间均存在一定公差。由此相应的区域便有可能发生微渗漏。在厌氧环境中，菌斑聚集，可以逃脱任何机械清创和漱口水的灭菌作用。以下2个病例的特点均是在基台区域有大量菌斑聚集（图12和图13）。同样的菌群还可导致口臭和相邻组织的炎症。

螺丝松动和可能伴瘘管形成　一位67岁的患者，植入1颗骨水平种植体，之后戴入长期的临时修复体进行软组织塑形。随后患者外出度假2个月；在最后1周她发现临时修复体松动。患者未及时在国外牙科急诊就诊，于是，在短时间内出现了一个瘘管，瘘管来源于松动临时修复体的基台连接区域（图14a～e）。

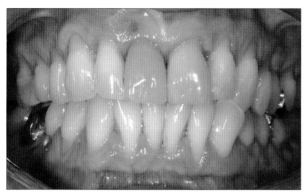

图14a　患者戴入一个长期临时修复体，进行软组织穿龈轮廓的塑形

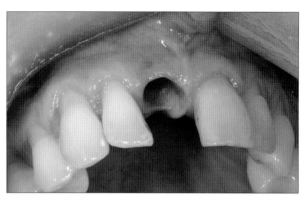

图14b　获得一个良好的软组织轮廓，没有感染的征象

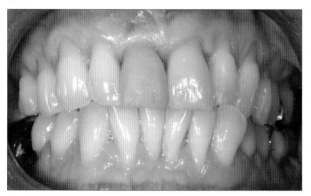

图14c　在患者度假期间，临时修复体松动，瘘管产生

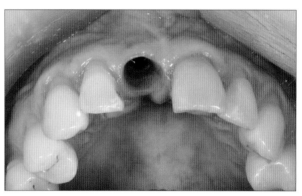

图14d　去除临时修复体之后，可见黏膜处于炎症状态和1个小瘘管

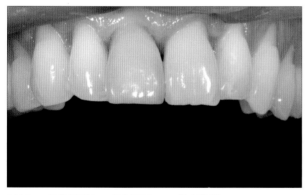

图14e　最终冠戴入，扭矩35Ncm，状态稳定

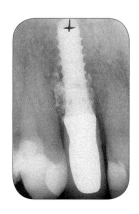

图15a 在上颌右侧侧切牙软组织水平种植体上粘接金属烤瓷冠之后拍摄的对照放射线片

粘接剂溢出 一位45岁患者，侧切牙缺失，行种植修复。在合适的深度植入了1颗软组织水平种植体，种植体平台位于牙槽嵴顶。用玻璃离子水门汀粘接烤瓷冠，放射线片显示多余的粘接剂进入组织内。为患者安排隔日手术，去除残留的粘接剂（图15a～d）。

一翻瓣即可见骨膜下明显挤满白色的粘接剂颗粒。仔细清除、冲洗之后，缝合。1年后随访，该区域未出现牙龈退缩或感染的现象。放射线片未发现骨破坏。

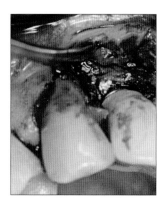

图15b 患者被安排隔日进行翻瓣手术。粘接剂颗粒被挤压进结缔组织和骨膜下

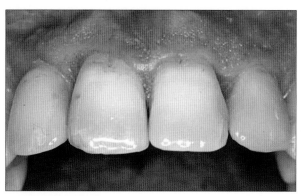

图15c 手术1年之后

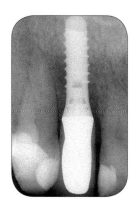

图15d 对照放射线片未见粘接剂颗粒

粘接冠的可复性 去除粘接牙冠最安全的办法是破坏粘接剂的封闭。可以用带有橡胶保护垫的牙钳夹紧上部结构。用一种脉冲器械可以辅助去除粘接剂的封闭（CORONAflex®；KaVo，Biberach，Germany）。对于基台螺丝松动但依然处于螺丝孔中的情况，用力时注意不能损伤种植体的连接。若粘接剂的封闭无法被破坏，需要将牙冠截断至牙冠和基台连接处达到粘接剂封闭的深度。

就金属烤瓷修复体而言，瓷饰面的处理可以先用粗颗粒金刚砂钻，之后再用不锈钢钻。对于氧化锆内冠，用一种特殊的螺旋形金刚砂钻会更加有效（JOTA service set；Jota，Rüthi，Switzerland）。

截冠需要去除上部结构，提供进入基台螺丝的通道。如果此时螺丝刀能啮合，则可以完整去除基台。如果因为基台螺丝顶端被破坏，导致普通的螺丝刀无法啮合，则需要使用各自种植体系统厂家提供的专门工具盒。

在本病例中（图16a～c），下颌右侧第一磨牙和下颌右侧第二前磨牙位点种植体在实心基台上做含2个冠的金属烤瓷联冠修复，用玻璃离子水门汀粘接。6个月以后，患者以"崩瓷导致食物嵌塞"为主诉来就诊。

试图用CORONAflex去除联冠没有成功，医师被建议拆除牙冠。用金刚砂钻去除瓷层，用不锈钢钻去除基底。

显然，医师错过了内冠、粘接剂和基台之间的界面，因此在截冠的过程中破坏了实心基台上和螺丝刀通道。因此，需要用专门的器械以可控方式来拧出已经无法使用的实心基台。

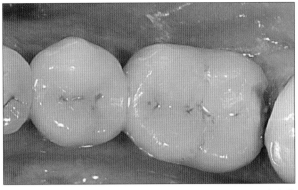

图16a 下颌右侧第二前磨牙和下颌右侧第一磨牙位点种植体上的金属烤瓷联冠修复，1年以后在边缘嵴区域出现崩瓷

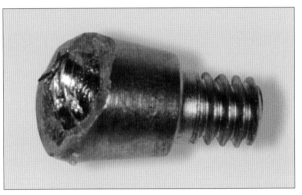

图16b 联冠是用玻璃离子水门汀粘接的，即使用CORONAflex系统也无法将其去除。因此采用截冠的办法。在切割过程中，远中种植体实心基台内的螺丝通道遭到破坏

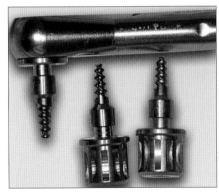

图16c 在实心基台上，用不锈钢钻磨出一个通道之后，放置圆锥形的螺丝取出螺栓。棘轮和有6°锥度的螺栓

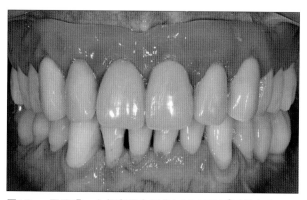

图17a 正面观：上颌安装自固位LOCATOR®覆盖义齿，下颌右侧第一磨牙是种植体支持式冠修复，下颌左侧第一磨牙（x-i36）位点是一个悬臂固定修复体

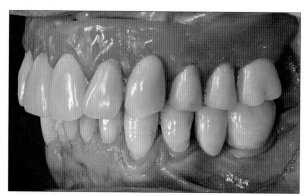

图17b 二单位固定修复体的侧面观

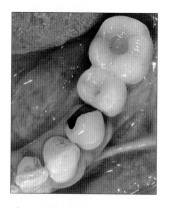

图17c 固定修复体是殆向螺丝固位

殆向螺丝的反复松动 67岁的患者，上颌采用了自固位LOCATOR®覆盖义齿，下颌右侧第一磨牙是宽颈种植体支持的金属烤瓷冠修复，下颌左侧第一磨牙（x-i36）位点是一个悬臂固定修复体。下颌左侧第一磨牙位点植入的是宽颈种植体，安放synOcta®基台（二者均为Straumann），扭矩达35Ncm。下颌左侧第一磨牙基底用金基台制作。根据厂家建议，最终修复体以15Ncm扭矩拧紧。

下颌左侧第一磨牙种植位点出现反复螺丝松动的现象。

决定重新获取印模，用金基台重新制作基底。新的固定修复体为一体式修复体，扭矩达35Ncm，希望可以降低螺丝松动的生物机械风险（图17a～p）。

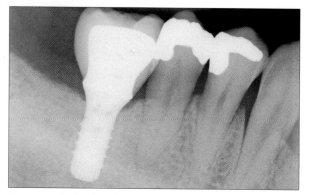

图17d 下颌右侧第一磨牙位点的根尖放射线片

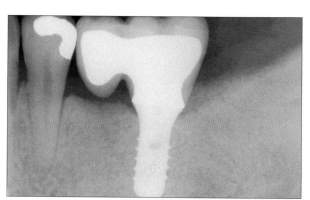

图17e 下颌左侧第一磨牙位点的根尖放射线片

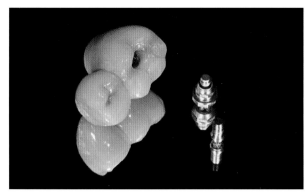

图17f　下颌左侧第一磨牙位点的悬臂固定修复体使用了单独的synOcta®螺丝固位的基台，基于2个螺丝来提供固位力

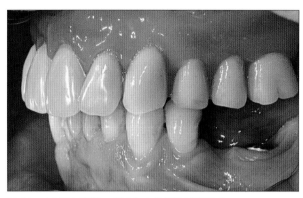

图17g　下颌左侧第一磨牙位点的螺丝反复松动

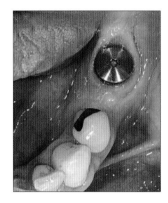

图17h　重新制取印模，安放愈合帽

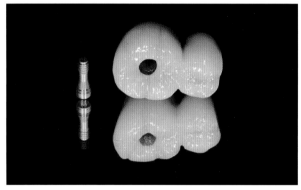

图17i　二单位的固定修复体采用了一体式设计，只有一个基台螺丝

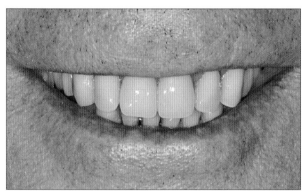

图17j　患者的微笑像

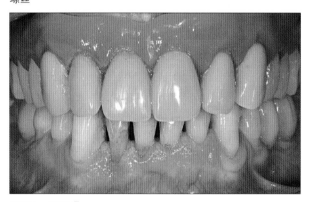

图17k　正面观

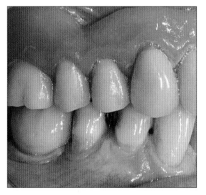

图17l　侧面观

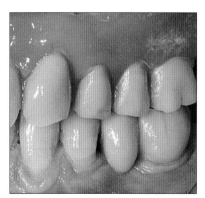

图17m　侧面观

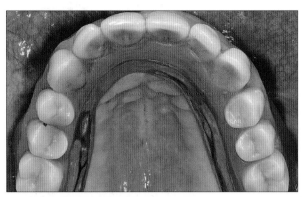

图17n　没有腭部连接体的覆盖义齿的𬌗面观

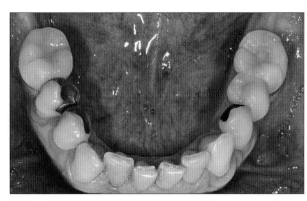

图17o　用复合树脂封闭螺丝孔后的𬌗面观

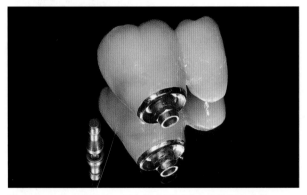

图17p　一体式修复体，用金基台可以减少接触界面个数

不具可复性的𬌗向螺丝　如果𬌗向螺丝顶端遭到破坏，可能导致螺丝不具可复性。在本病例中，患者于20世纪80年代后期植入了种植体。由于无法解决余留上前牙的牙体牙髓问题，新的治疗计划需要拔除这些牙并且植入种植体。因此，需要拆除旧的修复体。上颌余留的种植体可以用于支持一个跨牙弓的悬臂修复。

想要拆除𬌗向螺丝固位的固定修复体并非易事（图18a～e）。由于长期磨耗，𬌗向螺丝顶端无法与螺丝刀相嵌合。因此，需要使用服务套装里的扩孔钻来钻开螺丝顶端。扩孔，到达3mm的深度之后，用金刚砂磨盘分割固定桥使之可以转动，再将棘轮扳手放在螺丝取出螺栓上。加力之后，𬌗向螺丝、牙冠和基台组成的整体产生了松动。

之后，旧的种植体可以和新的种植体联合支持新的修复体。

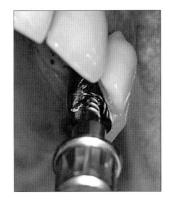

图18a 患者在20世纪80年代后期植入了种植体。新的治疗计划要求拆除第1代的固定修复。由于磨损和螺丝顶端处于冠方位置，导致其中1个船向螺丝的顶端完全被磨损

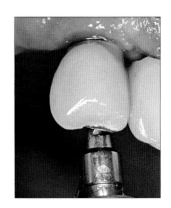

图18b 使用螺旋钻和螺丝取出螺栓去除整个上部结构

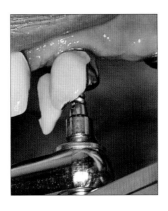

图18c 拧松螺丝之前需要先分割固定修复体

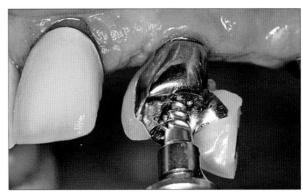

图18d 在使用了多年以后，船向螺丝、牙冠和基台合为一体，一同被取出

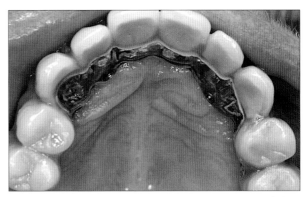

图18e 在植入多颗种植体之后，上颌使用人工牙及树脂饰面行螺丝固位的全牙弓固定修复体

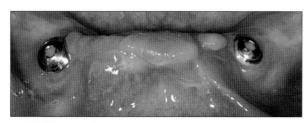

图19a　2颗种植体即将取印模，但是在愈合帽的螺丝刀槽口部位有沉积物，导致螺丝刀无法就位，无法取出印模帽

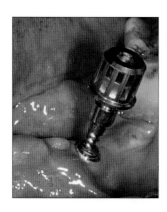

图19b　在愈合帽上钻孔，之后手动将螺丝刀旋紧

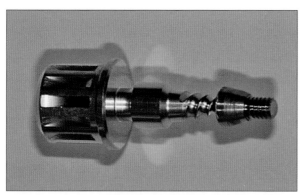

图19c　使用"拧松"棘轮扳手加力拧出卡住的部件

6.1.6　与愈合帽相关的并发症

以下几个病例展示了与愈合帽相关的问题。

愈合帽的螺丝刀槽口破坏　一位患者因为不可再用的种植组件转诊，要求取下下颌左侧尖牙位点种植体的愈合帽（图19a～c）。

患者在一个私人诊所就诊，计划进行取印模。但是愈合帽的螺丝槽口受到损坏，无法与螺丝刀相匹配。

首先要去除愈合帽螺丝槽口上的沉积物。因为螺丝槽口遭到损坏，螺丝刀无法在上面加力。因此，使用服务套装里1.6mm的扩孔钻在愈合帽中央扩孔。深度达3～4mm以后，安放6°螺丝取出螺栓，逆时针旋转。使用棘轮扳手加力之后，拧出愈合帽。仔细清理之后，在种植体上拧上新的愈合帽，将患者转回私人诊所。

取出卡住的愈合帽　一位53岁的患者，在私人诊所里，于上颌右侧第二前磨牙位点植入1颗直径4.1mm，常规十字锁合种植体（Straumann）。愈合帽安放在种植体上。

在医师准备采印模时发现愈合帽无法拧出。医师预定了厂家的服务套装，尽管采取了钻孔、螺丝刀拧出等多种措施，都无法将愈合帽拧出。

之后患者被转诊。由于之前的操作已经破坏了愈合帽的螺丝刀槽口，使得取出愈合帽变得更加困难。相配套的螺丝刀无法就位（图20a～e）。

考虑到原始的螺丝刀槽口已经被破坏，于是使用厂家的服务套装进一步扩孔。钻孔过程中持续对种植体进行水冲洗。钻速控制在200r/min以下。在此情况下，扩孔钻锐利的边缘可以和愈合帽相嵌合。

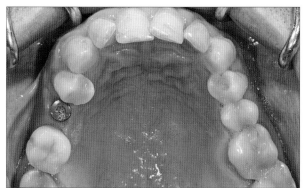

图20a　修复医师想取出愈合帽的第1次尝试失败了

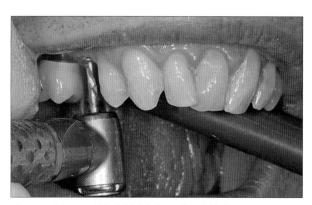

图20b　为了更好地加大旋出扭矩，进一步扩孔

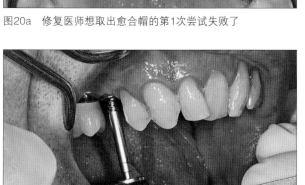

图20c　使用了更长的螺丝取出螺栓，但是在扭矩大于40Ncm以后患者感到骨内的疼痛

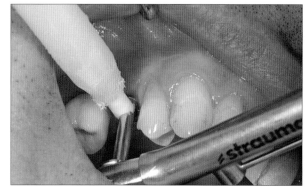

图20d　使用用于牙髓活力测试的干冰（CO_2）冷却2分钟

在扩孔之后，安放服务套装里的螺丝取出螺栓和棘轮扳手。但是在旋出扭矩接近50Ncm之后愈合帽仍然没有松动。

进一步扩孔，再次在螺丝刀上施加旋出扭矩，此时患者感觉到种植区域疼痛。考虑到可能是旋出扭矩过大，破坏了种植体的连接或者种植体-骨界面，因此在愈合帽的颊侧和腭侧用干冰（CO_2）冷却2次，每次60秒。干冰取自密封加压的CO_2气筒，装在便携的、中空的笔杆内。两次冷却之间间隔30秒。在使用干冰冷却的过程中患者没有麻醉，但是无任何敏感或疼痛的反应。

干冰的冷却作用降低了种植体的十字锁合连接和锥形不可再用愈合帽之间的预负荷。结合钻孔、螺丝刀加力旋出以及低温冷却的方法，最终成功地取出了卡住的愈合帽。而且没有破坏种植体与骨的界面以及种植体的螺纹。取出愈合帽之后，可以明显地看到之前修复医师钻孔的方向与种植体

长轴偏离，这可能是单纯用机械方法拧出无法成功的原因。低温冷却和机械相结合的方法挽救了种植体，之后按计划顺利地进行修复（病例：Joda等，2013）。

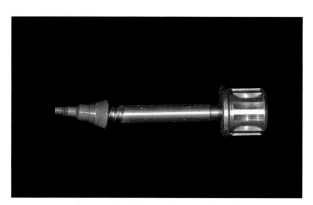

图20e　在干冰（CO_2）冷却了愈合帽及连接区域之后，愈合帽可以用更小的扭矩取出

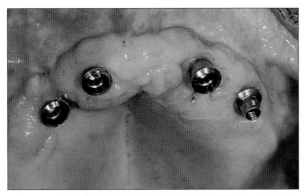

图21a　一位夜磨牙患者的牙齿和修复体多次折断。覆盖义齿的杆也在一次意外中折断。把4个synOcta®八角基台换成自固位LOCATOR®基台。其中的3个基台可以用普通螺丝刀和棘轮扳手取出，但是第4个基台则需要服务套装里的扩孔钻和螺丝取出螺栓才能取出

6.1.7　与覆盖义齿系统相关的并发症

杆和套筒的破坏　一位70岁的患者，由瑞士伯尔尼大学的本科学生进行了杆支持的覆盖义齿修复。

由于杆和套筒的损坏，患者需要多次维修覆盖义齿。

于是决定将杆改为自固位LOCATOR®基台支持式覆盖义齿的设计形式。将synOcta® 1.5（Straumann）八角基台全部更换成自固位LOCATOR®基台（Zest Anchors LLC，Escondido，California，USA）。但是其中一个基台无法用螺丝刀取出。用不锈钢扩孔钻、螺丝取出螺栓和棘轮扳手小心卸下卡住的基台（图21a～d）。

最终将自固位LOCATOR®基台加力，用金属基底帽取印模，进行覆盖义齿的调改。

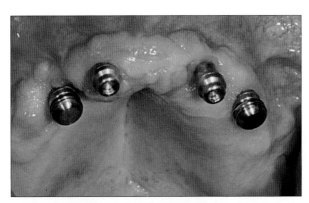

图21b　安装基底帽和阳性垫片，制取印模

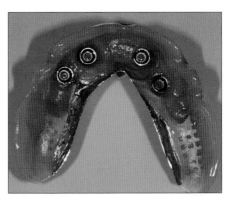

图21c　最终修复体的设计从杆卡转变为自固位LOCATOR®覆盖义齿

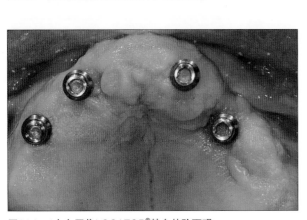

图21d　4个自固位LOCATOR®基台的𬌗面观

自固位LOCATOR®基台折断 一个自固位LOCATOR®基台螺丝折断，一块碎片残留在种植体内。用不锈钢扩孔钻逆时针旋转钻入碎片的中央，碎片松动被取出（图22a～c）。在此类病例中要尤其注意防止碎片被误吸。清理冲洗之后，更换新的自固位LOCATOR®基台，扭矩加至35Ncm。覆盖义齿马上恢复了功能。

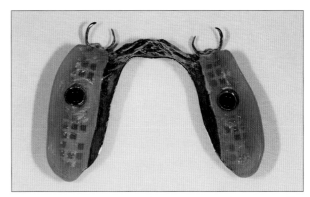

图22a 由于其中一个基台折断导致这副自固位LOCATOR®基台支持式可摘局部义齿无法良好地行使功能

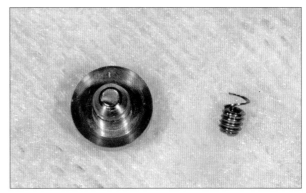

图22b 自固位LOCATOR®基台的顶部被磨平，用服务套装里的钻取出基台螺丝

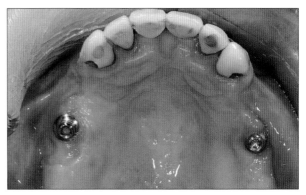

图22c 更换了新基台以后，义齿重新恢复功能

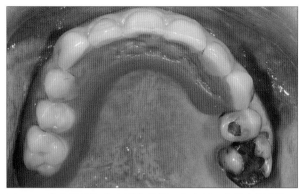

图23a 患者采用了由上颌右侧第一前磨牙、上颌右侧尖牙、上颌右侧中切牙、上颌左侧中切牙和上颌左侧尖牙位点种植体支持的自固位LOCATOR®基台覆盖义齿设计

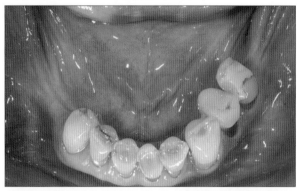

图23b 余留的下颌牙磨耗严重，患者未佩戴下颌局部义齿

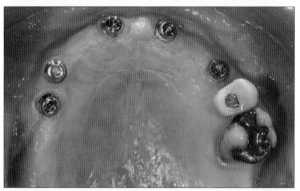

图23c 自固位LOCATOR®基台有严重的磨损迹象，固位区域受到破坏

覆盖义齿的附着部件磨损 用于提供覆盖义齿固位力的附着系统很容易受到磨损。患者下颌部分牙列缺失，余留的下前牙磨耗严重（图23a～e）。患者未佩戴她的可摘义齿，因此功能和副功能的力量全部集中到前牙区。

患者的自固位LOCATOR®基台显示出严重的磨损，阴型部件也有老化现象。义齿的固位功能处于不正常状态。在使用了5年之后，更换了所有的自固位LOCATOR®基台，将新的红色垫片放入基台帽内。义齿重新获得了固位力。

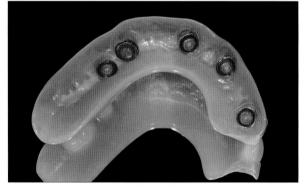

图23d 覆盖义齿内的阴型部件也有严重磨损

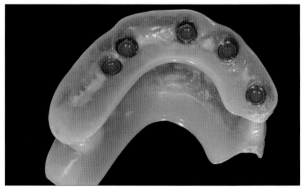

图23e 在覆盖义齿戴用了5年之后，更换全部5个自固位LOCATOR®基台以及阴型部件

6.2 上部结构相关的并发症

6.2.1 人工牙和丙烯酸树脂基托

人工牙折断 55岁患者，全口牙列缺失，上颌进行4颗种植体支持式覆盖义齿修复。下颌为可修补的6颗种植体支持式带悬臂可摘修复体，补偿了大量的组织缺失。下颌左侧中切牙人工牙在基底部折断，并重新更换（图24a，b）。

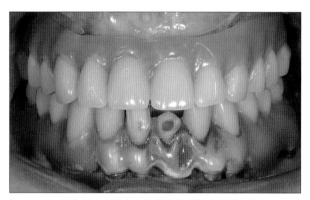

图24a　下颌左侧中切牙人工牙从丙烯酸树脂基托处折断

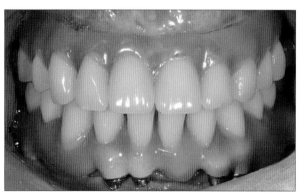

图24b　在同一天调改了覆盖义齿

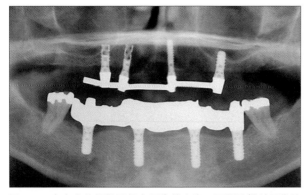

图25a 患者在上颌做了杆卡固位的义齿，下颌是螺丝固位的丙烯酸树脂固定桥

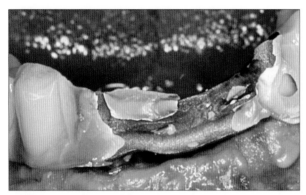

图25b 义齿人工牙和丙烯酸树脂基托反复折断

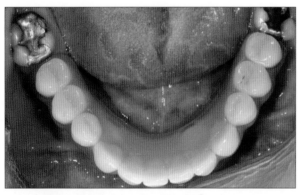

图25c 将固定桥更换成自固位LOCATOR®

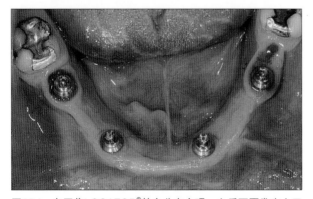

图25d 自固位LOCATOR®基台分布合理，之后不再发生人工牙折断的情况

6.2.2 磨损和磨耗

义齿人工牙和基托反复折断 65岁患者，4颗种植体上行悬臂修复，螺丝固位，并用丙烯酸树脂饰面。患者经受了多次人工牙和饰面的折断（多于10次）。最终，决定将义齿更换成自固位LOCATOR®覆盖义齿。在戴入自固位LOCATOR®义齿之后再也没有发生人工牙和饰面折断的情况（图25a～d）。

磨耗，磨牙症，崩瓷 患者在一次事故中导致多颗牙缺失和折断，在2006年12月进行了牙支持式和种植体支持式修复。因为患者有严重的磨牙症，制作了Michigan夹板保护修复体。

在2012年3月，由于大量崩瓷出现，重新制作固定桥（x-25-26）。在2013年11月，患者再次出现大范围的崩瓷，破坏了大片瓷层。上颌的崩瓷患者可以暂时容忍，但是种植体支持式固定桥（i35-x-i37）因为食物嵌塞，计划重新制作（图26a，b）。

在崩瓷的病例中，可以发现基底提供的支持不充分。

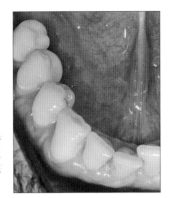

图26a　种植支持式固定桥（i47-x-i45）的殆面观。大范围的崩瓷可能是因为基底的支持力不充分所致

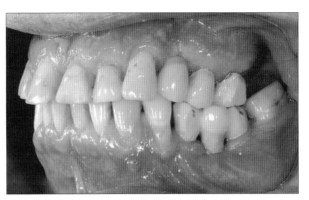

图26b　患者有严重的磨牙症。侧面观可见大范围的崩瓷

6.2.3　崩瓷

在这个特殊的病例中，在单颌仅用4颗种植体支持3个固定桥。患者有严重的磨牙症。但是他拒绝佩戴任何可摘义齿，因此为他制作了性价比较高的固定桥修复。但是严重的磨耗影响了修复体。切牙区上颌左侧中切牙的瓷饰面脱落，影响美观，用树脂进行修补。但是不确定充填物能存留多久。因为固定桥可拆卸，如果需要的话仍可以在技工室完成修补（图27a～d）。

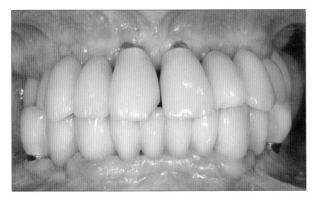

图27a　戴入仅由4颗种植体支持的上、下颌固定桥。上颌右侧中切牙崩裂的瓷饰面很影响美观

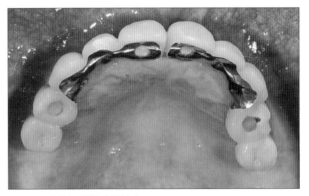

图27b　上颌严重的磨损迹象

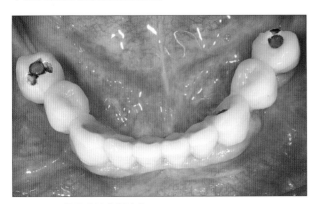

图27c　下颌严重的磨损迹象

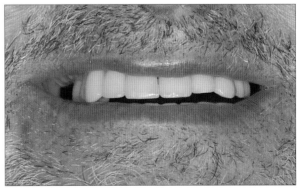

图27d　修补后的上颌前牙区。切牙的切缘被树脂重新粘接塑形

6.3 医源性因素

在此病例中，患者希望能做全口义齿修复。患者由于严重的牙周病导致后牙脱落。治疗计划包括在后牙区植入种植体，所有的牙需要做烤瓷冠修复（图28a～e）。

遗憾的是，几个与生物学原则（生物学宽度、清洁通道、日常维护）、美学原则（非美学修复）、手术治疗（1颗种植体早期脱落）和功能相关的重要条件患者均不符合。

在咬合和关节方面，临床表现显示患者处于非功能状态。患者无法闭口，后牙没有咬合接触，并且日夜承受着严重疼痛。

所有的修复问题需要一一解决，要制作临时修复体来缓解患者的急性疼痛。这一系列治疗将会产生一大笔费用和法律风险。

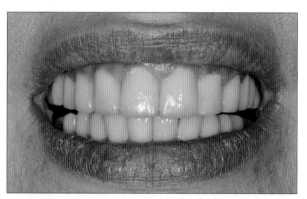

图28a 戴入最新的全口修复体后患者的笑线，可见龈缘的炎症状态

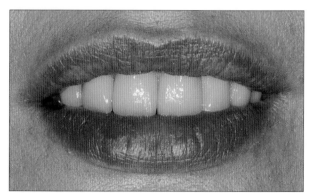

图28b 上颌前牙牙冠过长，与下唇相接触

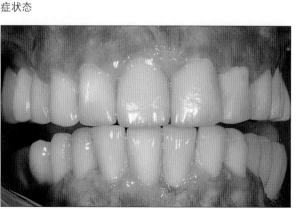

图28c 患者后牙区无接触，上颌、下颌修复体的𬌗平面不匹配

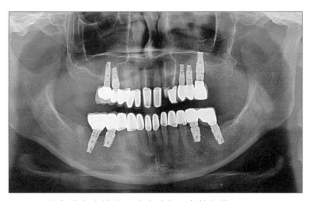

图28d 修复体密合性差，轮廓过突，尤其在前牙区

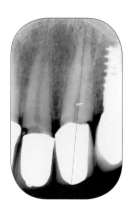

图28e 冠不密合导致冠/牙折以及
牙髓的急性症状

7 生物学并发症的预防

L. J. A. Heitz-Mayfield

7.1 预防种植体周围感染

生物学并发症的预防涉及对于可变风险因素的甄别与干预。如下几个与患者相关的因素均为种植体周炎的风险因素：

- 口腔卫生状况差
- 吸烟
- 牙周炎病史
- 存在牙周袋（≥5mm伴有探诊出血）
- 缺乏支持治疗或维护
- 糖尿病（也是风险因素之一，血糖控制差则影响更大）

与种植体周炎相关的局部因素包括：

- 种植体植入位点骨量不足
- 错误的种植体三维位置
- 种植体与天然牙过于贴近
- 种植体周围角化龈宽度不足

对于存在多种风险因素的患者，需要推迟种植体植入手术，直到所有风险因素都被解决。例如对于一位口腔卫生状况差、每日吸烟20支的牙周炎患者，种植体周炎的风险要远高于单一风险因素，例如只吸烟的患者。种植手术之前应确保患者的牙周状况稳定，口腔卫生状况有改善（全口菌斑指数/FMPS<20%），并且劝诫患者戒烟。

种植治疗中的以下几个步骤在预防远期的生物学并发症中起到重要作用：

7.1.1 治疗计划

作为治疗计划的一部分，需要评估患者的需求和期望，详细了解其全身病史和口腔治疗史，并进行全面的临床检查。在制订计划阶段，使用诊断蜡型、放射线导板和合适的放射线片也非常重要（图1a~c）。这些步骤将会确保医师在治疗开始之前发现患者与生物学并发症相关的潜在的全身及局部风险因素，并提前与患者沟通。

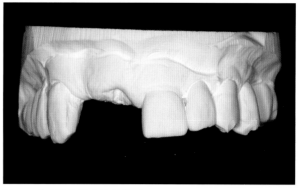

图1a 上颌前部位点诊断模型

7.1.2 患者的准备

对于确诊慢性或侵袭性牙周炎的患者，在种植手术之前需要完成牙周治疗，目的是消除探诊出血的牙周袋。

对于有牙周炎治疗史的患者，若余留牙周袋探诊深度（PD）≥5mm伴有探诊出血，全口菌斑指数>20%及相关风险因素的患者，建议在种植手术之前进行牙周的再评估和再治疗。对于牙周炎病史的患者，需要种植治疗前对患者交代其种植体周炎的风险会增加。对于侵袭性牙周炎患者，需要制订更短的维护治疗周期。

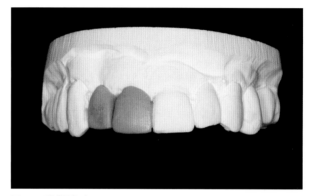

图1b 诊断蜡型

需要告知吸烟者，其种植体周炎的风险会增加，并建议戒烟。

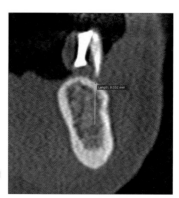

图1c 带有放射线导板的下颌磨牙位点CT扫描

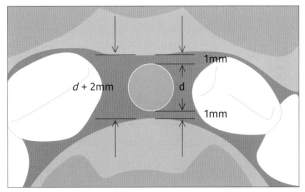

图2　示意图。与种植体直径（d）相关，种植体植入所需的颊舌向最小骨量。如图所示，在种植体的颊、腭侧至少需要1mm骨厚度

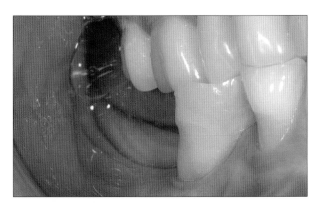

图3a　在种植体植入之前，下颌后牙区余留的角化黏膜不足

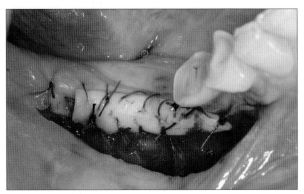

图3b　游离龈移植增加角化黏膜宽度

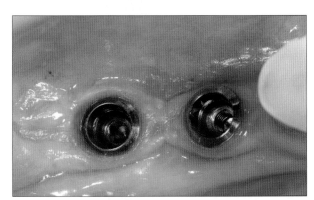

图3c　植入种植体之后，角化黏膜带环绕在种植体周围。感谢Dr. M. Roccuzzo提供图片

7.1.3　种植位点的准备

种植位点的准备包括硬组织和软组织增量，以保证在种植体植入之前有充足骨量和角化龈宽度。如果需要进行骨增量，可以选择分期或同期手术，取决于种植体在正确三维位置上的可用骨量。需要保证整颗种植体的周围至少有1mm的骨量，以避免种植体骨结合不完全，导致后续的生物学并发症（图2）。因此，选择正确的种植体直径对于预防远期生物学并发症很重要。

角化黏膜宽度对于种植体周围健康状况的影响取决于多种因素，包括患者的口腔卫生状况以及种植后的支持治疗（Frisch等，2014）。然而，最近的一篇系统评述提出角化黏膜对于种植体周围健康的必要性，即充足的角化黏膜带（约2mm）有利于种植体周围健康（Brito等，2014）。此外，种植体支持式下颌全牙弓修复体修复的下颌牙列缺失的患者，第1年的随访显示，颊舌向角化黏膜带不足6mm者更容易发生生物学并发症（Maló等，2013）。因此，建立足量的角化黏膜带是预防远期生物学并发症的一种方法（图3a～c）。对于角化黏膜严重不足或缺失者，可以选择在种植体植入前，或潜入式愈合的二期手术时或种植修复后进行软组织移植，以防止生物学并发症的发生。种植位点的准备还包括正畸治疗，为种植体植入及后期修复提供理想的空间。对于冠折至龈下的情况，正畸牵引可改善种植位点的骨量和软组织量（图4）。

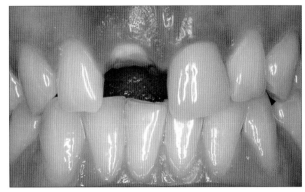

图4　牵引冠折的牙齿，创造更好的种植位点

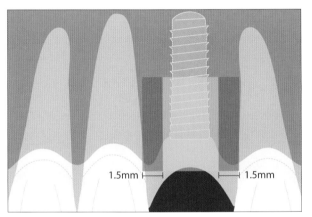

图5a　示意图。绿色区域提示种植体理想的近远中向位置；侵犯红色的区域意味着种植体与邻牙距离过近

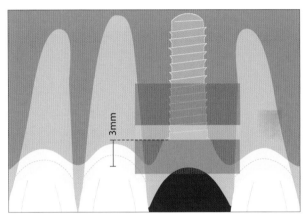

图5b　理想的冠根向位置

7.1.4　种植体的植入

在种植窝预备中，正确的外科技术（充分的冷却，最小的压力，锋利的钻）对于防止牙槽骨热损伤非常重要（Buser等，2004），热损伤可能导致边缘骨吸收和种植体骨结合不完全。

种植体正确的三维位置对于预防生物学和美学并发症很重要（图5a～c）。种植体之间距离太近（种植体之间距离<3mm），或与邻牙距离太近（种植体平台与邻牙距离<1.5mm）将会导致菌斑难以控制和后期的种植体周围感染（Serino和Ström，2009；Abi Nader等，2014）。

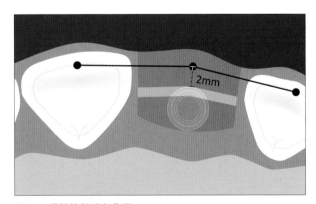

图5c　理想的颊舌向位置

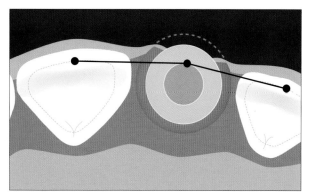

图6　示意图。种植体植入过于偏唇侧，种植体平台也向唇侧突出。导致种植体的部分唇侧表面无法被足量的骨包绕

种植体位置偏差可能会导致边缘骨吸收、黏膜退缩以及种植体局部表面暴露于口腔中，使得菌斑生物膜易于在种植体的骨内部分形成，进而增加了种植体周围感染的风险（图6）。

使用手术导板辅助种植体在正确的三维位置上植入（图7a，b）。

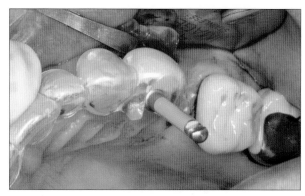

图7a　丙烯酸树脂手术导板，引导螺纹钻安放的位置，使得种植体可以处于理想的螺丝固位的位置。𬌗面观

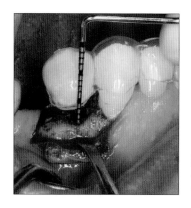

图7b　丙烯酸树脂手术导板显示出牙冠龈端到骨边缘的距离。颊面观

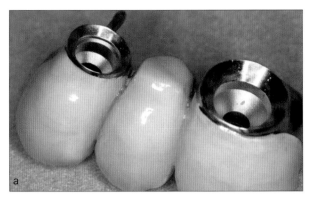 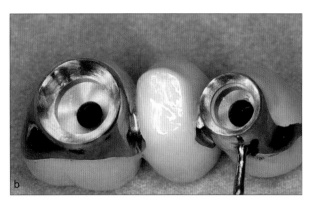

图8a，b　设计良好的多单位种植固定修复体，卵圆形瓷桥体高度抛光。有足够的邻间隙使用牙线或牙间隙刷进行清洁。此设计理念有助于菌斑控制

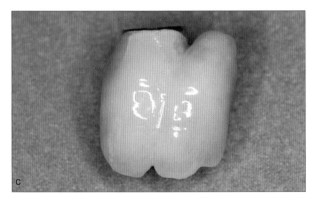 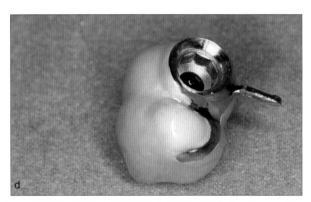

图8c，d　设计良好的多单位种植固定桥，卵圆形瓷桥体高度抛光。凹槽可以引导患者放置牙线或牙间隙刷进行菌斑控制。感谢Mr. John Lucas提供图片

7.1.5　修复体设计

　　设计正确的修复体也可以预防远期生物学并发症的发生。通过提供足够的清洁通道，可以降低菌斑积聚和继发感染的风险。技师应该在黏膜与修复体的组织面之间以及种植体之间提供足够的清洁间隙。桥体和悬臂的表面需要高度抛光以便清洁（图8a～d）。不能有粗糙或锐利的边缘剐断牙线（可能导致牙线碎屑残留引起感染）。避免盖嵴部分过凸的设计，减少修复体向腭侧扩展，也有助于义齿的清洁（Abi Nader等，2014）。

　　修复体的设计和龈下的轮廓会影响种植体周围的组织。修复体的设计应该塑造理想的外形，建立良好的邻面接触，避免邻间隙食物嵌塞（图9）。

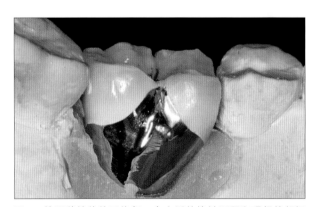

图9　单颗种植体的冠修复，有广泛的接触面积和理想的邻间隙，避免食物嵌塞

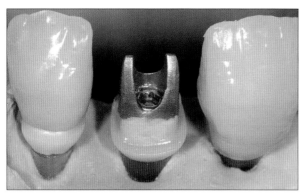

图10a 螺丝固位的个性化基台。最终冠的粘接线在黏膜下约1mm处，有利于去除多余的粘接剂

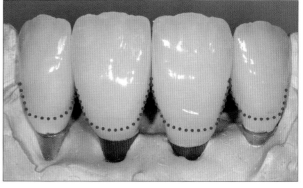

图10b 牙冠在个性化基台上就位。感谢Mr. John Lucas提供图片

如果修复体需要粘接固位且种植体植入位置过深，则修复体的粘接线深度不能超过龈下1.5mm。有多种方法实现。

有些种植系统有不同深度粘接线的预成基台可供选择。或者，个性化基台也可以使粘接线位于理想的位置。这将降低粘接剂残留所致生物学并发症的风险（图10a，b）。注意粘接技巧，仔细操作也

可以降低龈下粘接剂的残留。如果使用放射线阻射的粘接剂可以更容易从放射线片上观察到是否有粘接剂残留。

当修复体边缘位于龈下超过1.5mm或者由于种植体的角度无法采用直接螺丝固位的情况下，可以采用横向螺丝固位（图11a～c）。

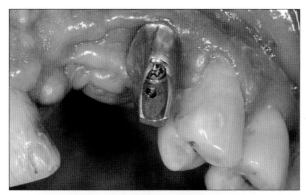

图11a 上颌左侧尖牙位点的横向螺丝固位金基台

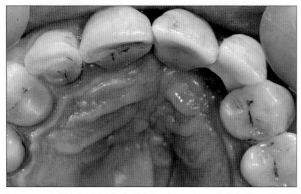

图11b 上颌左侧尖牙位点横向螺丝固位的最终修复体。𬌗面观

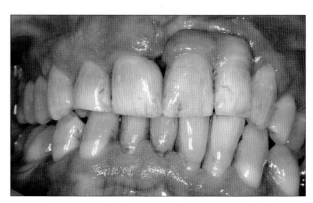

图11c 上颌左侧尖牙位点横向螺丝固位的最终修复体。唇侧观

制作种植临时修复体时，需要注意避免由于龈下修复体表面粗糙或者临时修复材料折断所致的生物学并发症。图12显示了由于临时树脂修复体折断嵌入龈下导致的种植体周围感染。

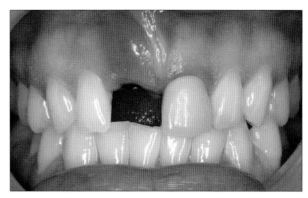

图12a　种植体周围感染。已经拆除上颌右侧中切牙临时修复体，唇侧黏膜红肿

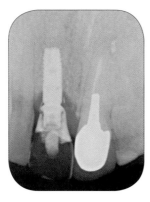

图12b　根尖放射线片。可见上颌右侧中切牙位点有一块脱落的临时修复体碎片

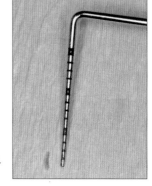

图12c　取出碎片（如图）之后，感染立刻解除

7.1.6 支持治疗

常规的支持治疗在种植体周炎的预防中起到重要作用（Costa等，2012；Roccuzzo等，2012）。需要与患者交流，制订个性化的随访计划，作为治疗方案的一部分，预防生物学和硬件并发症。

最终修复体戴入之后约1个月，要记录临床和影像学的基线数据，有助于远期的参考和比较。需要在每颗种植体的4个位点测量探诊深度并设为固定参考点。

医师需要向患者提供个性化的口腔卫生指导，确保患者能够进行修复体的清洁和维持种植体周围的组织健康。关于理想的口腔卫生方案，只有少数研究对不同的产品和技术在种植患者中的区别加以比较（Grusovin等，2010）。推荐使用牙间隙刷、牙线以及电动、超声或手动的牙刷来清洁每颗种植体的周围（Swierkot等，2013；Chongcharoen等，2012）（图13）。医师必须明白口腔清洁的熟练度因人而异，也会随时间的推移而发生变化。因此推荐医师根据患者保持口腔卫生的依从性进行评估。

关于常规使用抗菌漱口水对预防种植体周围感染的证据有限，但是含有三氯生的牙膏似乎比含氟牙膏更能有效预防种植体周黏膜炎（Trombelli和Farina，2013）。

在支持治疗阶段，以下几个步骤很重要：

- 更新患者的系统病史和口腔治疗史
- 检查种植修复体
  - 检查咬合
  - 检查任何与修复部件相关的并发症，如材料磨损、崩瓷和折断
  - 检查接触点和邻间隙
- 检查种植体周围组织
  - 菌斑、牙石
  - 在固定参考点检查探诊深度
  - 轻柔探诊是否出血或溢脓
  - 黏膜异常，如红肿、瘘管
- 检查余留牙列和软组织
- 进行必要的预防或治疗措施
- 个性化口腔卫生指导
- 确定下次复诊时间

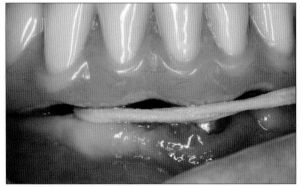

图13 用粗的绿色牙线清理基台四周

7.1.7 对种植体周围组织进行诊断性监测

种植体周围组织常规的诊断监测包括评估菌斑量、探诊深度、轻探（约0.25N）出血或溢脓的情况。

在固定的参考点检查探诊深度，并与之前的检查结果作比较。如果临床表现提示可能有疾病存在，需要选择合适的影像学检查，观察骨高度是否较之前有所改变。

种植体周围健康 在没有任何临床炎症迹象的情况下才可以诊断种植体周围组织健康。对于复诊频率，推荐至少每年1次，对于有全身或局部问题者可增加复诊次数。对于种植体周围组织健康者，专业的口腔清洁措施、加强口腔卫生维护是有效的预防措施（图14a，b）。

种植体周黏膜炎 若软组织出现炎症迹象（如红肿、溢脓）和轻探出血的情况，则可以诊断为种植体周黏膜炎。当患者被诊断为种植体周黏膜炎，除了要加强口腔卫生以外，还需进行机械清洁，伴或不伴有抗菌药物（如氯己定）的使用。治疗后6~8周要进行再评估。不推荐全身使用抗菌药物治疗种植体周黏膜炎。有证据表明常规使用含有三氯生的牙膏可以减轻种植体周黏膜炎的炎症状况（Ramberg等，2009）。种植体周黏膜炎的治疗应该视为防止种植体周炎发生的预防措施（Costa等，2012）。

种植体周炎 种植体周炎的诊断是在种植体周黏膜炎的基础上伴有牙槽嵴顶进行性骨吸收。一旦诊断为种植体周炎，需要早期实施恰当的治疗，阻止疾病进一步进展（见第5章）。

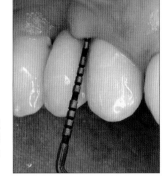

图14a 在支持治疗阶段监测种植体的情况，用牙周探针轻探牙周袋。探诊深度为3mm，无探诊出血

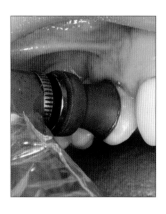

图14b 在支持治疗时，用橡皮杯和抛光膏进行抛光

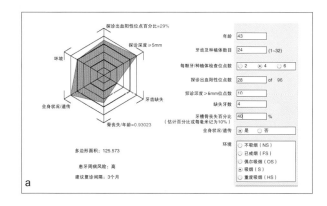

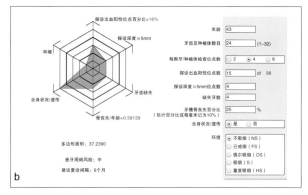

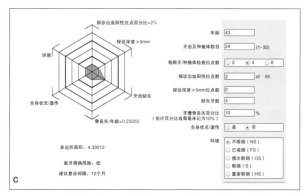

图15a～c （a）高、（b）中、（c）低风险者及推荐的复诊
频率的示例

7.1.8 复诊频率

　　复诊的频率取决于患者的风险和主观意愿。一套风险评价工具可以指导我们如何制订支持治疗的复诊间隔（Lang和Tonetti，2003）。这套工具需要评价一系列因素和计算生物学并发症的风险是高、中、低，分别对应的复诊间隔时间是3个月、6个月或12个月（图15a～c）。这套风险评估工具在伯尔尼大学的网站（www.perio-tools.com）有多种语言的版本可供下载（Lang和Tonetti，2003）。

　　需要考虑的因素包括：
· 患者的年龄
· 余留牙和种植体的数目
· 缺失牙数目
· 出血阳性位点的数目
· 探诊深度>5mm位点的数目
· 周围性骨吸收
· 吸烟
· 系统性疾病，如糖尿病

7.2 预防由于咬合负荷过重导致的骨结合丧失

对于伴有口腔副功能习惯，例如紧咬牙或磨牙症的患者，建议佩戴夜间殆垫来防止生物和硬件并发症（图16）。

没有足够的证据表明种植修复体需要设计特殊的咬合方案，但是通常认为修复体的咬合面形态要设计成如下特点：窝沟平坦使得正中殆更加自如，殆面解剖形态浅，窄小的咬合面和降低牙尖斜度。设计更小的磨牙殆平面（30%~40%）及种植体保护殆也是推荐的方案（Yuan和Sukotjo，2013）（表1）。

表1 种植修复体的咬合方案指南，改编自Yuan和Sukotjo，2013

一般咬合方案
- 在最大牙尖交错时处于正中接触（点接触或在咬合时有1~1.5mm的自由度）
- 在重咬时轻接触，咬合纸（8~30μm）可通过
- 天然牙上形成前导
- 正中关系位与最大牙尖交错位关系不调

种植体支持式固定修复（一单位）
- 非正中引导
- 增加邻面接触

种植体支持式固定修复（多单位）
- 前牙区
  - 在牙尖交错时轻接触
  - 浅覆殆和浅覆盖，前伸引导殆，减少侧向力
  - 选择性非正中引导，以利于基台的生物机械分布
- 后牙区
  - 非正中运动时，良好支持的前牙区天然牙非正中引导，后牙不接触
  - 在尖牙存在时，尖牙保护殆或者相互保护殆
  - 尖牙缺失或两侧远中均为修复体时，组牙功能殆方案
  - 在工作侧有理想的基牙作引导

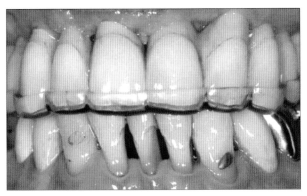

图16 有磨牙症的种植患者在夜间佩戴上颌树脂殆垫

7.3　预防非菌斑性的口腔黏膜病

在种植手术之前的治疗计划阶段，仔细采集病史和评价患者的软组织和硬组织情况是非常重要的。尽管不能预防某些非菌斑性生物学并发症，但是如果患者按时复诊，就可以早期诊断和采取适当的治疗。在每个支持治疗阶段，需要重新采集患者的病史以及询问用药情况。对于诊断不明的情况，需要对患者进行转诊或活检。

7.4 结束语

对于口腔种植治疗来说，明确并降低风险因素是预防并发症的有效措施。在本册国际口腔种植学会（ITI）的指南中展示的并发症病例，很多均为医源性并发症。因此医师良好的教育、培训和经验可以减少并发症的整体风险。

另外，事先告知患者后期可能产生并发症的风险，可以使之看起来更像是维护和支持治疗的一部分，而不是治疗的不良事件。换句话说，最严重的并发症类型是意料之外的一类——在治疗计划阶段未曾和患者交代过的并发症。最难处理的是当医师告诉患者种植治疗可以"终生使用"或者"种植治疗比天然牙要好"的情况。

若要降低由于硬件或技术引起的不可预期的并发症，医师需要重点关注种植产品的长期成功率。随着种植治疗领域材料和技术日新月异的发展，对于医师来说，在使用新的未经测试的产品之前需要慎重考虑产品可能带来的风险和收益。

关于种植治疗生物和硬件并发症的发生率有大量系统评述的记录（Jung等，2008；Romeo和Storelli，2012；Pjetursson等，2012；Pjetursson等，2014）。从这些系统评述中可以发现，硬件并发症的发生率要远高于生物学并发症的发生率。这提示我们在种植治疗之前需要向患者交代潜在的并发症风险以及定期进行复诊和支持治疗的重要性。

8 硬件并发症的预防

U. Brägger

8.1 与预成部件和修复体相关并发症的预防

8.1.1 种植体

为了避免种植体的永久形变和折裂，应选择在材料特性和设计方面更为优化的合格种植体直径及材料。在狭窄牙槽嵴和狭窄缺牙间隙的情况下，细种植体可以发挥重要作用。与GBR程序相比，它们可以提供更为便捷且相对便宜的治疗选择，并且不适感更低（Sohrabi等，2012）。同样，在需要实施上颌窦增量或者神经移位程序的情况下，也可以采用短种植体（Neldam和Pinholt，2012；Srinivasan等，2012）。目前尚无证据支持所谓迷你种植体可推荐用于最终修复（Bidra和Almas，2013）。

然而，随着适应证的放宽，选择具有改良物理特性且骨结合表面等效的材料是明智之举。对种植体支持式修复治疗额外适应证的探寻，推动了钛／锆合金制成的细种植体的发展（Steinemann 1998；Gottlow等，2010；Thoma等，2011）。

一项正在进行的关于下颌覆盖义齿的临床试验，分为两组：一组使用的是IV级纯钛制成的骨水平细种植体（3.3mm），另一组使用的则是钛／锆合金制成的相同设计的种植体，结果显示这两组种植体具有极其相似的临床表现（Al-Nawas等，2012）。这种新材料在为固定修复提供更佳生物力学性能的同时，可以获得骨结合及稳定的组织整合（Barter等，2012；Chiapasco等，2012）。这种改良的材料已经被领先的制造商融入了新系列的种植体。

美学高要求病例对有吸引力材料的探寻，以及避免在"修复体／基台／种植体"这一复合体中应用不同的材料，这些都推动了氧化锆种植体的发展。在某种程度上，这种材料形成骨结合的方式与钛种植体相似（Gahlert等，2009；Bormann等，2012），但其物理性能却完全不同。目前细直径二氧化锆种植体的临床应用尚未获得成功（Gahlert等，2012）。此外，一体式二氧化锆种植体会成为不利的修复条件。

种植体平台及颈部的设计特点会影响负荷从修复体-基台复合体到周围牙槽嵴的转移，此外，颈部表面与相邻软组织袖口有直接接触。为改善硬件（锥形连接设计、平台转移、表面处理等）进行了很多尝试，所有这些尝试均是为了能够承担并传递负荷，使其对稳定生物学宽度的形成和牙槽骨水平的影响达到最小化。

任何维护程序，例如口腔卫生维护或者专业支持治疗，都不能损伤种植体颈部（或基台）。尤其是机械器械、酸、研磨材料、激光和超声设备的工作尖。当进行有创操作时，例如拆除不可恢复的粘接冠，需小心以免损伤基台（如软组织水平种植体）。

钻针造成的意外损伤可能是无法弥补的，会给未来修复体的精准被动就位带来麻烦。对被钻针损伤的平台进行抛光之后，需要个性化传统印模，最终完成新修复体的戴入。

如果种植体的三维位置（轴向和平台）相对于邻牙和对颌牙不理想，那么修复程序将变得更为复杂。修复时需要美学、生物学或功能等的妥协，甚至无法修复种植体。因此，以修复为导向的种植计划和定位是必需的。这包括与邻牙、相邻种植体和对颌等相关的平台深度，平台的颊舌向位置，种植体的轴向，及平台和所设计修复体的相对位置。这不仅适用于固定修复体，也适用于覆盖义齿。

8.1.2　种植体-基台连接

开发了一些改良的连接设计来预防硬件并发症和失败；与口腔种植体问世时相比，松动或折断率已经降低至可接受的水平（Theoharidou等，2008）。

临床医师可以通过以下方法来避免发生问题，如对连接区域细致操作、用愈合基台和黏膜成型器形成开放通路、长时间使用临时修复体来塑形穿龈轮廓。在安放部件之前，要清除所有异物（如组织、移植物颗粒、血液）。

找到正确的定位位置非常重要。印模帽的放射线对照检查可用以辅助，对于角度基台或调改后的基台，可以使用转移钥匙。印模帽必须与种植体相匹配。

基台螺丝不能直接向下推入连接部分，应该先找到基台底部的标识，然后才能将其缓慢旋入，不能有倾斜。

在多单位修复体中，建议使用棘轮扳手交替旋转螺丝并逐渐加力，直至获得最终就位。

制造商推荐的扭矩对于其各自的材料和设计组合是最优的，必须遵循。

8.1.3　基台体部和基台螺丝

基台的设计可以决定在上部结构-种植体复合体受到过大力量时基台螺丝的折断位置，位于入路良好并可直视的区域者更受青睐。在这些情况下，

通过转动探针即可轻易取出折断片。然而，基台螺丝的折断片也可能完全卡在连接部位，甚至取出折断片的入路受限，限制了将其可控地取出。取出折断片时不能损伤连接区域。显微镜可以提供该区域的直线视野，帮助定位问题所在，因此可以用牙髓探针取出折断片。任何的钻孔或再旋入都应有精确的引导（来自于制造商的服务套装）。

一个临床事实是在无意识的情况下发生了印模帽互换甚至基台螺丝互换。这种情况会发生于技工室或者椅旁。例如，使用的基台螺丝头部为圆锥形底部时可导致全瓷基台折裂。基台螺丝的螺纹应与种植体上的螺丝孔相匹配，因此选择原装基台是明智之举。

螺丝刀的轴向必须沿着种植体-基台的长轴来定位，以便找到正确的置入位置。当拧紧牙冠时，与相邻牙或相邻种植体支持式修复体的邻接关系不能过紧，以免妨碍螺丝转动，否则会出现崩瓷或螺纹-螺丝孔损坏。基台螺丝不能被迫向下就位。首先应定位正确标识，并将基台-修复体置于正确的安放方向上。在修复体螺丝通道的底部最好用特氟隆来保护基台螺丝的头部。

制造商应向临床医师或者技师提供关于部件的正确处理的帮助，这一点非常重要，包括物流、新产品信息、说明、培训、条理分明的逐步程序（如颜色编码）、可互换部件，以及在发生问题时所需的辅助（服务套装和组织良好的投诉系统）。

这些问题不仅与种植体、修复部件相关，而且与辅助部件有关，如印模帽、替代体、定位柱、螺丝刀和棘轮扳手。

8.1.4　第三方部件

基台体部必须与种植体结构相匹配。窄颈、常规颈和宽颈不可混淆，第三方基台无法精确匹配原装的连接部件。

以更低的价格生产和运输种植体支持式修复体所产生的经济压差，导致了替代方案被接受，包

括在市场上可获得的第三方基台（即基台与种植体出自不同的制造商）。设备使用受限和技工室设备的停止投入也可导致选择第三方基台。螺丝连接处的设计，如种植体–基台界面，应该小心地匹配，因为生物力学性能主要取决于以下因素，如材料、公差、连接处设计和预负荷（Dixon等，1995；Gratton等，2001；Khraisat等，2002；Meng等，2007；Lee等，2010）。

近期一项体外研究（Gigandet等，2014）的目的：

1. 体外检测3个原厂基台／种植体界面的机械阻力，与这些原厂种植体与第三方基台分别连接后的界面进行比较。
2. 通过评估转动错配度，来检测种植体与原厂或第三方基台界面几何差异的影响。
3. 评估并比较失败模式。

选择细直径种植体作为高风险状况，与标准尺寸种植体–基台连接进行比较。证实了"原厂界面与第三方界面的机械学特点无显著差异"为无效假说。

第三方基台的不同在于连接表面的设计、形状、尺寸、材料和具有更高的转动错配。所有这些不同均会导致不可预期的失败，并且可能会对临床操作产生不利影响。应该进行更多的临床研究，来检测关于原厂和第三方连接部件的修复失败率及并发症发生率。因而，关于这一点，在修复种植体时推荐使用种植体制造商提供的原厂基台。

近期，一项关于氧化铝加强型二氧化锆基台存留率的临床研究，对与种植体–第三方基台之间界面相关的长期风险因素进行了检测（Kim等，2013）。共213名患者，植入了611颗外六角种植体，完成了328个固定修复体。植入的种植体来源于5家不同的制造商。但是，全瓷基台是由同一家制造商生产。后牙区单冠修复（n=101）显示工艺失败率增加且临床不可接受。在后牙区，第三方基台在这5种系统的种植体上无法足够稳定地行使满意的功能。

8.1.5 固位：螺丝固位和粘接固位

正如天然牙的传统修复，种植体–基台平台也应达到精确的边缘就位。因此，传统和新型数字化印模技术、技工室或者加工中心的生产流程以及口内佩戴时，都应该避免误差积累而导致不可接受的间隙。试戴基底可帮助检查是否需要修改或重做。

一体式修复体可以直接螺丝固位于种植体上，具有很大优势。在分体式系统中，与粘接固位修复体相比，使用基底进行螺丝固位的修复体其间隙处更为精密。一单位修复体所产生的精密微间隙的可预期性更佳。间隙的总宽度随修复体单位数的增加而增加。

为预防生物学并发症的发生，应尽量避免粘接间隙；如必需，粘接间隙应尽可能位于冠方。因为粘接过程在技工室是可控的，选择在口外粘接于可粘接基底上可以避免黏膜下粘接剂残留。

应该刷涂极薄一层粘接剂。修复体必须缓慢就位。在牙冠外面涂布凡士林会使去除多余的粘接剂更为容易。清除残留物可以用牙线（Oral-B，Schwalbach，Germany）、牙线棒或者牙缝刷。用气枪吹开龈沟，并用牙周探针检查残留的粘接剂。放射线对照检查并不能帮助发现所有的粘接剂残留。在粘接后的数天或数周内，应检查是否有炎症症状。即使是临时粘接剂，如Temp Bond（Kerr，Orange，California，USA），有时也难以发现并彻底清除。因此应该发展可控的粘接方法。

𬌗向螺丝的预防注意事项与基台螺丝相似。必须使用恰当的原厂螺丝。对于一个不知名系统的螺丝来说，必须找到一个匹配的螺丝刀。如果发生螺丝松动，整个修复体及所有部件都要拆卸下来、清洁并再次小心拧紧，然后检查咬合和关节。如果螺丝反复松动，则必须使用原厂螺丝。

必须正确使用螺丝刀或棘轮扳手。牙科技师应该为螺丝刀预留足够宽的通道。为避免崩瓷，螺丝刀不能挤压通道口周围的瓷层表面。

必须保护通道内的螺丝头部，推荐使用特氟隆。螺丝固位的修复体有可拆卸的优点。与粘接固位相比，螺丝固位更便于进行穿龈轮廓的塑形和桥体设计。告知患者，如果出现螺丝松动要立即复诊。应尽快拧紧修复体以避免进一步的损伤，如螺丝折断或崩瓷。

如果螺丝松动反复发生，螺丝固位的上部结构可能需要很多次维修。这种并发症的原因可能包括：

- 基底被动就位不良
- 咬合干扰
- 下方基台松动
- 螺丝接合有缺陷
- 由于操作错误或棘轮扳手磨损导致扭矩不够
- 使用磨损的螺丝（如技工室用殆向螺丝）

可以通过以下方法控制螺丝松动，如排除潜在不利因素、小心清洁部件、使用新殆向螺丝、应用恰当的扭矩。

用螺丝通道充填材料来隐藏不美观的通道口，并形成连续的功能表面。螺丝通道充填材料应易于去除，并应避免损伤螺丝头（Moráguez和Belser，2010）。

如果螺丝头位于咬合面或者在咬合面稍下方，那么磨损会导致螺丝刀插入部位的损伤。

基台和基底必须正确匹配。对跨牙弓固定修复体来说，当旋紧殆向螺丝时，Sheffield试验的结果应是稳定的就位。基底放在基台上时不应该被卡住。正如更换汽车轮胎那样，应该逐渐活化螺丝，从一个螺丝到另一个。间歇几分钟，再做第二次及最后的校准。

粘接固位和螺丝固位修复体都应设计为可获得维护口腔卫生和提供诊断程序及专业维护的充足入路。

在每次复查时都卸下螺丝固位修复体并非明智之举——这也是不现实的（费时，且昂贵）。但是，如果临床或放射线检查显示种植体周围组织状况有变化时，则可以拆卸螺丝固位修复体。在这种情况下，可拆卸修复体提供了到达种植体平台及其周围组织的直接入路，尤其是治疗感染时。如果发生硬件并发症，螺丝固位的修复体更易于修理。可拆卸修复体使得生物学并发症的治疗也更为容易。

8.1.6 封闭螺丝、愈合帽和黏膜成型器

根据高度和宽度选择最合适的部件可以避免并发症的发生。这也由使用替代部件来更换某个部件所决定，如二期手术之后。

对于薄龈生物型的患者，过大的压力会导致牙龈退缩。应手动安放黏膜成型器。患者在术后应行约1周的化学菌斑控制，之后建议进行机械清洁，例如，用末端簇状的牙刷。

在用螺丝刀之前，必须先用探针去除沉积物，如硬的食物残渣或者结石。首先要手动反转扭矩。使用能卡紧的部件时，必须注意不要旋转种植体。ISQ值（种植体稳定系数）渐增表示成功的骨结合。将棘轮扳手就位，使得螺丝刀与种植体的长轴平行。如果患者感到疼痛则立即停止反转扭矩。

8.1.7 覆盖义齿的附着体系统

附着体部件应当可以抗磨损。首选椅旁易于操作的部件和无须技工室更换的部件。空间需求应很小。

为了最理想地支撑覆盖义齿，种植体应形成最优化的多边形支持，种植位点不能太靠近，且种植体–基台的垂直向高度应接近。种植体的轴向不能偏离过大。过长的黏膜可能会影响附着体的功能。

一些附着体系统在老年患者中可能很难保持功能，因为这些患者无法把食物残渣从固位区清除。对于此类患者，最好使用孤立附着体。

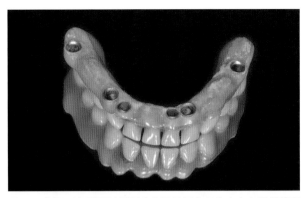

图1a 在取下之后可以看到在全牙弓固定义齿上有大量的菌斑附着。很明显患者未能良好地清洁义齿下方

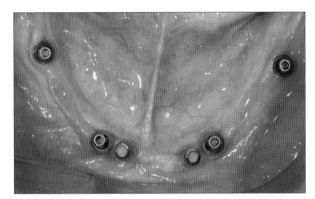

图1b 相应的殆面观可以看到种植体和基台周围菌斑积聚

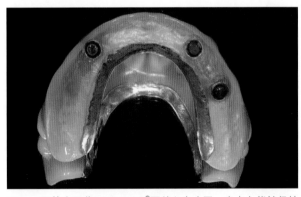

图2a 可摘自固位LOCATOR®覆盖义齿（同一患者）能够保持更加干净

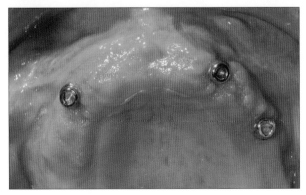

图2b 上颌种植体周围状况显示处于洁净且健康的状态

使用基本的殆学概念来降低附着体系统上的压力、负荷及疲劳。应当使用金属基底来加强覆盖义齿。再次强调，种植体植入必须以修复为导向。

8.1.8 中间结构

中间结构，正如《口腔颌面种植学词汇》所描述，是媒介或者中间支撑基底，与下部结构相连，并为上部结构提供支持和/或固位。应通过把种植体植入正确的位置来避免使用中间结构。修复体应尽可能简单。通过把种植体植入正确的位置可以实现，避免庞大且不易清洁的上部结构。

8.1.9 上部结构

修复体的设计不能妨碍口腔卫生的维护。一些设计，如代替大量组织的悬臂式修复，可能由于其过于庞大而会大面积地妨碍获得菌斑控制的舒适通道。

以下病例展示了复诊前在牙科保健医师处拆除上部结构后的状况（图1a，b和图2a，b）。患者已经戴用修复体8年。在每隔3次复诊时，把整个修复体取下以获得更好的入路来对义齿进行专业清洗和超声治疗。对颌自固位LOCATOR®覆盖义齿更经得起口腔卫生的考验。

在拆掉跨牙弓长修复体后，可以明显看到患者未能清洁修复体的下方，而在义齿上方并没观察到明显的菌斑形成。

在选择可摘修复体而不是固定修复体时，良好的菌斑控制途径往往是一项主要的决策因素。

8.2 风险控制

由于影响种植治疗效果的风险来源广泛，因而在此推荐一个综合的风险图表。对9个风险来源进行考量，每一个风险来源又有8个潜在风险因素（表1）。在文献中可以找到证据证实很多因素与风险增加相关。而多数风险因素可由牙科医师和患者控制。

表1　对种植治疗效果有负面影响的风险因素

风险来源		风险因素
1.	经济风险	1.低GDP（国内生产总值） 2.获得技术、技能的途径 3.社会保险 4.收益损失 5.教育、体制 6.第三方支付者 7.仿造的产品（与既定的产品相似或完全相同，并且无有意义的优点） 8.以盈利为导向的治疗（无可持续性）
2.	与供应商有关的风险	1.教育，能力 2.获取技术的途径 3.治疗理念 4.外科医师、修复医师、全科牙医 5.物流，辅助设备 6.与技师的合作 7.预防，维修 8.伦理学
3.	与患者有关的风险	1.健康状况 2.心态，教育程度，合作意愿 3.副功能习惯，磨牙症 4.牙周炎易感性 5.吸烟 6.用药 7.残疾 8.外伤风险
4.	与种植体或部件有关的风险	1.种植体材料 2.种植体表面处理 3.种植体尺寸、设计 4.连接 5.部件材料 6.公差，精密度 7.原厂部件 8.工具

续表

	风险来源	风险因素
5.	与制造商有关的风险	1.能力，经验 2.产品组合 3.质量控制 4.证据 5.维修保养、投诉系统 6.物流 7.培训，教育 8.创新
6.	手术风险	1.一般的手术风险 2.骨组织、软组织及引导骨再生（GBR）的处理 3.带有牙周预处理的综合计划 4.以修复为导向的种植体植入 5.感染控制，手术室 6.病例的复杂性，自我评估，局限 7.重复干预 8.术后护理
7.	美学风险	1.恰当的平台位置 2.软组织处理/穿龈轮廓 3.缺损，缺失量，瘢痕 4.龈乳头，间隙过大 5.微笑 6.黏膜薄 7.白色美学评分（WES） 8.影响美学的并发症，崩瓷
8.	与技工室有关的风险	1.教育，能力 2.质量 3.物流，支持，有效性 4.感染控制 5.传统的产品生产流程 6.数字化产品生产流程 7.艺术，全瓷 8.美学
9.	与上部结构有关的风险	1.负荷方案 2.修复类型 3.连接/固定 4.咬合 5.饰面 6.轮廓、清洁途径 7.可拆卸性 8.磨损，磨耗，疲劳

根据评述所报道的种植体支持式修复体存留率及成功率，硬件并发症及失败已经发生且逐渐增加。增加的陡度取决于修复体的类型、患者、维护及其他风险因素。

通过提供可拆卸性，维修会更加容易并且可能会延缓失败。通过材料质量控制及生产流程控制可以减少硬件相关失败及并发症。

与失败率或并发症发生率相关的因素可受到影响且可以避免。风险评估应包括多方面的原因。

尽管文献已经证实了某些人群与失败或并发症之间的关系，但是真正的原因尚不能确定，这一点在文献中也有所反映。诱发因素可能包括材料规格、基底或饰面的尺寸、烧结周期的次数、部件的处理、第三方部件的使用及其他。与该主题相关的信息在研究中通常未被提及。

尽管如此，图3和图4所示的风险水平分别假设了接受修复的低风险与高风险患者，结果显示决策制订程序实际上可以影响绝大多数的关键参数。

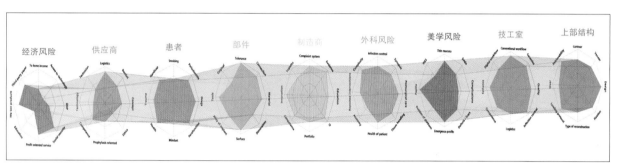

图3　高风险病例的示例

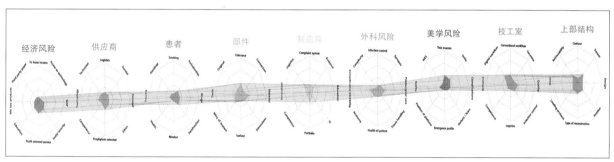

图4　低风险病例的示例

9 临床病例报告

9.1 生物学并发症

9.1.1 通过更换修复部件来处理的医源性并发症：非手术方法

B. Schmid

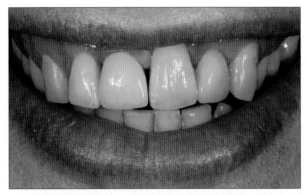

图1 就诊时正面观。从上颌右侧中切牙种植修复体到上颌左侧中切牙，高位笑线伴不规则的牙龈轮廓

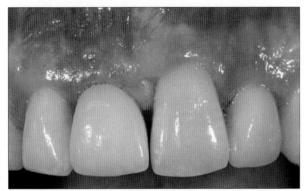

图2 上颌右侧中切牙种植修复体唇侧软组织红肿伴瘘管形成

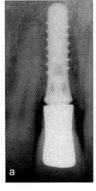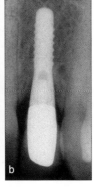

图3a，b 上颌右侧中切牙和上颌左侧侧切牙种植体的基准放射线片。（a）上颌右侧中切牙种植体由于粘接误差导致种植体与修复体之间有明显的间隙。（b）上颌左侧侧切牙种植体，可以看到仅有很小的粘接误差

男性患者，在14岁时因为一场自行车事故缺失了上颌右侧中切牙和上颌左侧侧切牙。在其青少年时期，用一副可摘局部义齿来代替缺失牙。21岁时，该患者由其牙医转诊到大学门诊部寻求缺失上颌右侧中切牙和上颌左侧侧切牙的种植治疗。患者健康状况良好，不吸烟。上颌右侧中切牙和上颌左侧侧切牙长期缺失导致了牙槽嵴严重萎缩，尤其是上颌右侧中切牙。首先，用块状骨进行骨增量来修复缺损的牙槽骨。6个月之后，分别在上颌右侧中切牙和上颌左侧侧切牙点植入Straumann SP种植体（直径4.1mm，长度12mm；Institut Straumann AG，Basel，Switzerland）和窄颈种植体（长度10mm），植入位置及轴向都恰当。3个月愈合期及二期手术之后，该患者返回到他的牙医处接受修复治疗。在修复体就位后6个月该患者回来复诊。正面观显示高位笑线，牙龈轮廓不规则，与天然牙列相比，上颌右侧中切牙和上颌左侧侧切牙位点种植体支持式牙冠呈蓝灰色调（图1）。

放大后观察，可以看到上颌右侧中切牙种植修复体的切端稍微有点短，且该种植体（图2）颊侧明显变红伴瘘管形成。上颌右侧中切牙和上颌左侧侧切牙的修复体为粘接固位。放射线片显示在种植体平台与修复体边缘之间有明显的间隙，尤其是上颌右侧中切牙种植体（图3a，b）。

当粘接牙冠时，强大的压力导致粘接剂在软组织中残留，而这会导致种植体周围的炎症（种植体周黏膜炎）。如果出现粘接剂残留，往往会伴随着远期的骨丧失（种植体周炎）。

图3c，d展示了一个病例，种植体支持式前牙修复体在粘接6年后，由于种植体周炎及窄颈种植体周围粘接剂残留而出现骨吸收。

对于粘接线位于龈下很深位置的粘接固位上部结构来说，去除残留粘接剂是很困难的（Korsch等，2013）。为了使粘接线位于龈沟区域，国际口腔种植学会（ITI）共识性声明推荐：如果种植体平台位于龈下较深（>1.5mm），则采用螺丝固位上部结构或者个性化中间结构（Wismeijer等，2013）。主要有2种方法来治疗粘接剂残留导致的医源性种植体周炎：

- 保留现有牙冠，在可视的情况下（优点）用手术方法去除残留的粘接剂。缺点包括获取手术通路困难，而且这种情况下不合适的牙冠仍然存在。
- 拆除现有的修复体后用非手术疗法去除残留的粘接剂。优点是有机会准备一个新的、美学改善的、更合适的牙冠。缺点包括在没有直视的情况下很难去净残留的粘接剂，并且重新制作种植体牙冠的成本较高。

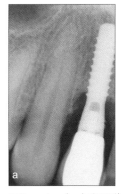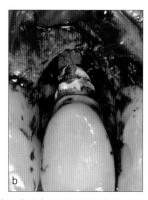

图3c，d （c）窄颈种植体粘接固位修复后6年的根尖放射线片。可以看到种植体颈部近中、远中有粘接剂残留。（d）术中所见，残留的粘接剂引起了炎症以及明显的骨缺损

鉴于美学效果不满意，该患者决定选择重做一个新的修复体和非手术疗法。很难完好无损地拆除用永久粘接剂（本病例使用的是Ketac™ Cem，3M AG，Rüschlikon，Switzerland）粘接的单冠。为了避免损伤种植体结构，决定采用钨钢钻拆除牙冠。局部麻醉后，颊腭向纵向磨开上颌右侧中切牙和上颌左侧侧切牙修复体，然后拆除牙冠。位于牙冠龈下边缘处的软组织会不可避免地受到一些轻微的损伤（图4）。旋松并取下基台（图5）。用牙周刮治器及锋利的刮勺去除种植体周围的炎症组织以及残留的粘接剂。然后用0.1%的葡萄糖酸氯己定冲洗龈沟。

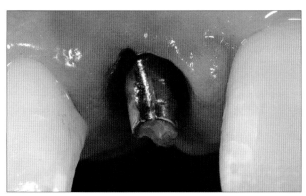

图4 使用钨钢钻拆除上颌右侧中切牙种植修复体。颊侧与腭侧切割的痕迹

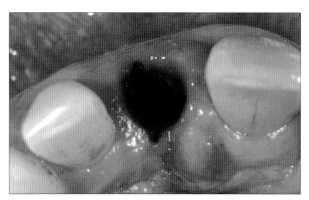

图5 去除基台后𬌗面观。种植体周围软组织存在明显的炎症；由于红肿的软组织及先前不合适的粘接固位牙冠导致无法看到种植体平台。出乎意料的是，该牙医粘接的不仅是牙冠甚至还有基台（图6）。这违反了种植体制造商的说明书

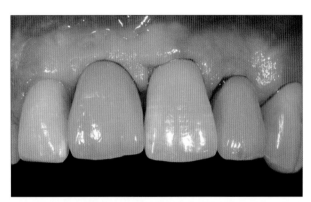

图6　拆除的不适合的可粘接双八角基台

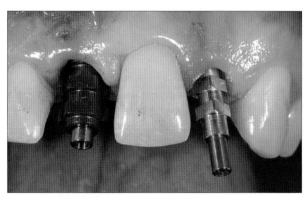

图7　为了制作新的螺丝固位临时修复体，采用螺丝固位的印模帽进行开窗式印模

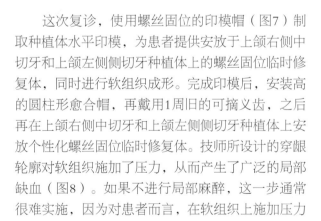

图8　技工室制作的螺丝固位复合树脂临时修复体安放于上颌右侧中切牙和上颌左侧侧切牙种植体上。技师所设计的穿龈轮廓给软组织施加了很大压力，因而可以明显看到局部缺血

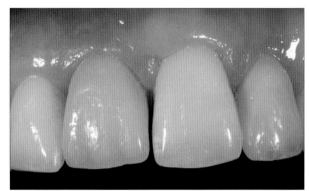

图9　临时修复体要戴用5个月，使软组织有足够的时间成熟

　　这次复诊，使用螺丝固位的印模帽（图7）制取种植体水平印模，为患者提供安放于上颌右侧中切牙和上颌左侧侧切牙种植体上的螺丝固位临时修复体，同时进行软组织成形。完成印模后，安装高的圆柱形愈合帽，再戴用1周旧的可摘义齿，之后再在上颌右侧中切牙和上颌左侧侧切牙种植体上安放个性化螺丝固位临时修复体。技师所设计的穿龈轮廓对软组织施加了压力，从而产生了广泛的局部缺血（图8）。如果不进行局部麻醉，这一步通常很难实施，因为对患者而言，在软组织上施加压力

是非常痛苦的。美学区的固定临时修复体通常是为了塑形软组织，也能够允许牙科医师有时间与患者讨论并明确美学考量。

　　戴用临时修复体5个月之后，软组织已经成熟（图9）。制取新的印模把所翻制的穿龈轮廓转移给技工室，以便制作最终修复体。技师为上颌右侧中切牙和上颌左侧侧切牙种植体制作了2个螺丝固位的金基底单冠。

治疗后正面观（图10）显示软组织没有炎症，并且牙龈轮廓协调。放射线片显示新螺丝固位修复体的精确就位（图11a，b）。

尽管没有用心维护口腔卫生，但是种植后10年的长期随访显示软组织稳定（图12a，b）和新骨形成（图12c，d）。

该病例记录说明，很深的龈下粘接剂可以导致种植体周围软组织感染，并伴随由不可控的粘接剂残留引发的骨吸收。这一事实已被各种各样的研究所证实（Linkevicius等，2011，2013）。为了避免此类问题，国际口腔种植学会（ITI）共识性声明建议在修复体边缘位于龈下的前牙美学区采用螺丝固位修复体。粘接固位的上部结构（如种植体轴向不佳）应该通过中间结构把粘接区域控制在龈沟以便于清除粘接剂残留。

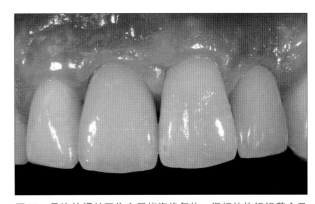

图10　最终的螺丝固位金属烤瓷修复体。很好的软组织整合及协调的牙龈轮廓

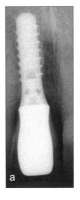
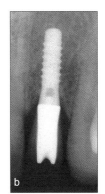

图11a，b　治疗后上颌右侧中切牙（a）和上颌左侧侧切牙（b）种植体的放射线片

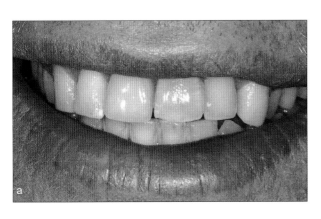

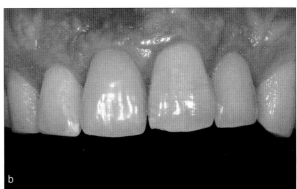

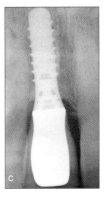
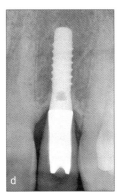

图12a~d　修复后10年。（a，b）该患者的口腔卫生欠佳，牙齿之间可见菌斑。（c，d）放射线片显示骨水平稳定

9.1.2　翻瓣手术治疗种植体周炎

L. J. A. Heitz-Mayfield

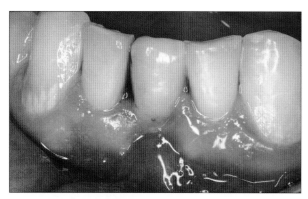

图1　下颌右侧中切牙种植位点，伴有探诊出血和溢脓

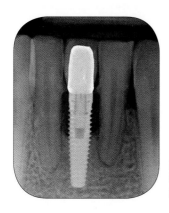

图2　根尖放射线片。边缘骨吸收至种植体的第6至第7个螺纹之间

一位27岁的男性患者，转诊到牙周专科医师处评估和处理下颌右侧中切牙位点种植体。9年之前该位点植入了种植体，并行螺丝固位单冠修复。患者吸烟，全身状况良好。患者自述，在此之前6个月，他每天的吸烟量从25支降低至15支。

经过检查，发现在下颌前部天然牙及下颌右侧中切牙种植位点有牙石和菌斑。下颌两侧侧切牙均有局部附着丧失和2～3mm的牙龈退缩。下颌右侧中切牙种植位点，探诊深度为8～9mm，伴溢脓和探诊出血（图1）。该患者自己也注意到用手指按压种植体周围会有脓液溢出。根尖放射线片显示边缘骨吸收至种植体的第6至第7个螺纹之间（图2）。无法获得以前的放射线片用以比较。诊断为种植体周炎。

告知患者该种植体周围有严重的骨吸收，可以考虑的一种治疗方案是拔除种植体。也告知患者，如果试行治疗和保留该种植体，手术方法可能需要考虑骨吸收的程度以及种植体周围袋的深度。另外，还告知患者，后续的治疗应该会引起黏膜边缘的退缩。最后，该患者选择尽可能地试行保留种植体。

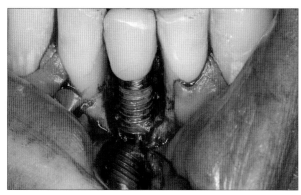

图3 翻开全厚黏骨膜瓣，然后进行种植体表面去污染。种植体唇侧面大约暴露8个螺纹

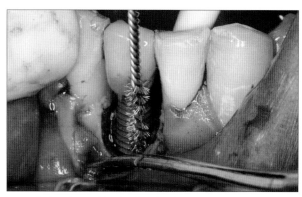

图4 临床照片显示使用钛刷对种植体表面去污染

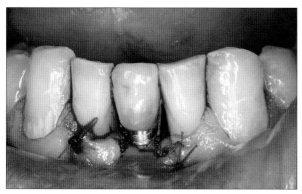

图5 下颌右侧中切牙种植位点，黏骨膜瓣复位并缝合后

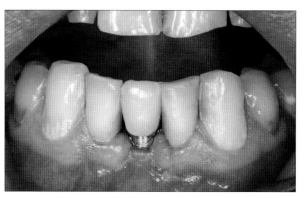

图6 下颌右侧中切牙种植位点，手术治疗之后12个月。注意软组织边缘的退缩

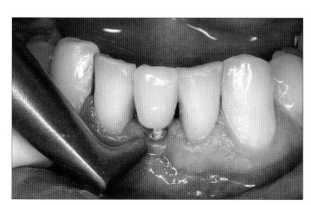

图7 常规支持维护。每隔3～4个月用甘氨酸气压喷砂1次，去除生物膜

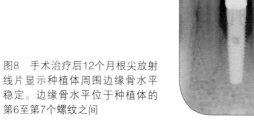

图8 手术治疗后12个月根尖放射线片显示种植体周围边缘骨水平稳定。边缘骨水平位于种植体的第6至第7个螺纹之间

非手术治疗

该患者尝试一次就诊对其牙列进行非手术清创和口腔卫生指导。同时也提供患者关于戒烟的知识。在种植位点使用钛刮治器进行非手术性清创。在下颌右侧中切牙种植位点演示环状的牙线使用技术进行口腔卫生指导。4周之后重新评估牙周和种植体周围组织。发现患者的菌斑控制有所改善，牙龈炎得到解决。不出所料，种植位点有持续的深袋，计划采用手术方法对种植体表面清创，联合全身抗菌治疗。

翻瓣和种植体表面清创术

做垂直松弛切口，翻开唇侧及舌侧全厚黏骨膜瓣，以便获得到达种植体相关缺损区的入路。去除炎性肉芽组织后，显示存在无颊侧或舌侧壁的环形骨缺损（图3）。因此这种缺损不适合进行再生性程序（骨移植材料/屏障膜）。使用安装在振荡机头上的钛刷对种植体表面进行净化，同时用大量的无菌生理盐水冲洗（图4）。

复位黏骨膜瓣并缝合（图5），进行术后指导。术后用药7天：阿莫西林500mg，3次/天；甲硝唑400mg，3次/天。指导患者用氯己定含漱，2次/天，1min/次，持续4周。提醒患者全身应用抗生素可能带来的副作用。术后10天约患者复诊拆线，术后1个月和3个月复查（图6）。

3个月后再评估

术后3个月，种植体周围感染已经得到解决（没有溢脓或探诊出血，且探诊深度减小到5mm）。种植体周围软组织边缘有2mm退缩。该患者每隔3个月进行监测和支持治疗（图7）。

12个月后再评估

术后12个月，种植体周围软组织的健康状态得到进一步改善，牙周袋探诊深度3mm，没有探诊出血或溢脓（图6）。放射线检查观察到进一步的骨吸收（图8）。该患者自诉现已减少了吸烟量，但仍然每天大约吸10支。

讨论

本病例描述了一种处理种植体周炎的抗感染治疗方法，并且随访12个月获得了成功的效果（Heitz-Mayfield等，2012）。重要的是，后续严格的术后护理及支持治疗。对该患者需要常规复诊（每隔3～4个月）进行远期的监测和维护。

9.1.3 溢出粘接剂所致的表现为瘘管的种植体周围感染

T. Linkevičius

近来，因粘接剂残留且在临床未被察觉所引起的生物学并发症受到了很大关注。多余的粘接剂不仅会引起快速进展的种植体周炎，也会在粘接多年后导致延迟或者慢性的临床表现（Wilson 2009；Linkevicius等，2013）。体外和临床研究显示，很难甚至不可能完全清除位于龈下的多余粘接剂，这在粘接固位的修复体极为普遍（Agar等，1997；Linkevicius等，2011，2012）。多余粘接剂所引起的生物学并发症的结果有很大不同，从不伴有严重的美学及功能后果的暂时种植体周围软组织炎症，一直到种植体丧失。

本报道描述了一个粘接剂残留引发的种植体周炎的病例，及其并发症的处理和不同寻常的解决方法。

2009年，该患者表现为咀嚼敏感，在种植体支持式修复体上方有一瘘管（图1）。该种植体大约在3年前完成修复。

该患者牙科病史显示植入的种植体为分体式，直径3.5mm，长度12mm（Internal System；BioHorizons，Birmingham，Alabama，USA），并获得了成功的骨结合。标准基台支持了一个金属烤瓷修复体，并使用树脂改良玻璃离子水门汀粘接剂粘接（Fuji Plus；GC，Tokyo，Japan）。去除了多余的粘接剂，放射线检查未显示有任何残留。该治疗可以认为是完整的；治疗后直到现在患者依旧满意并且没有要求任何的咨询或干涉。

探诊显示8mm深袋及探诊大量出血（图2）。但是，其他天然牙的牙周组织一般状况良好；其余天然牙探诊出血及菌斑指数未超过15%。

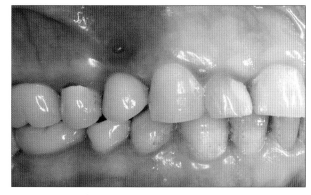

图1 种植体支持式修复体上方有瘘管

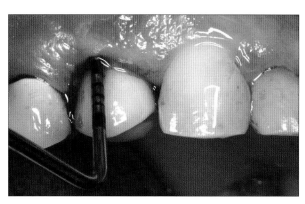

图2 探诊出血

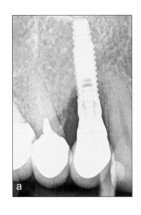
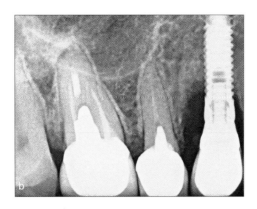

图3a，b　用不同位置的持片器进行放射线检查

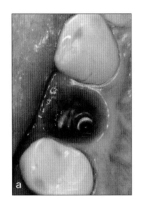
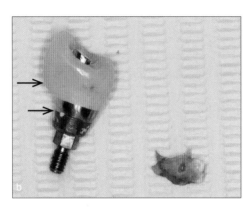

图4a，b　（a）之前未被发现的粘接剂残留位于种植体周围龈沟内。（b）修复体悬突的尺寸；去除的多余粘接剂

放射线检查显示严重的嵴顶骨吸收至种植体第3个螺纹。骨吸收模式是典型的种植体周炎。无明显粘接剂残留，邻牙的骨水平显示未波及其牙周（图3a，b）。临床和放射线评估诊断为慢性种植体周炎。

最初的治疗计划为去除修复体和评估种植体周围组织。从修复体𬌗面开孔以获得到达基台螺丝的通道，旋松螺丝并取下修复体。在种植体的颊侧发现一大块残留的粘接剂，这在放射线片上是看不到的（图4a，b）。

标准基台的粘接边缘（下箭头）与修复体的穿龈轮廓的颊侧面（上箭头）之间存在广泛的悬突（图4b），粘接剂残留被固定在悬突侧的种植体周围黏膜中。悬突可以描述为粘接边缘（粘接剂受挤压处）与修复体的穿龈轮廓之间的距离。有可能悬突越明显，粘接剂残留的风险越大。

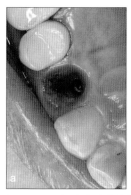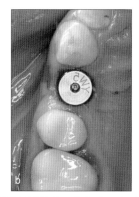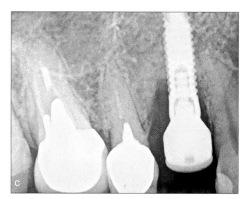

图5a~c （a）去除多余粘接剂后种植体周围龈沟。（b）安放愈合基台后。（c）放射线检查

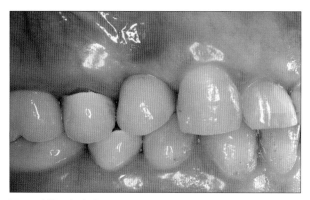

图6　瘘管已经愈合

　　去除残留的粘接剂后，用大量的0.12%葡萄糖酸氯己定溶液（PerioAid；Dentaid，Barcelona，Spain）冲洗种植体周围组织。粘接剂残留处的种植体周围组织中有一个溃疡（图5a）。再在愈合基台上涂布氯己定凝胶，重新将愈合基台安放于种植体上（图5b，c）。多余的凝胶要冲洗掉。指导患者用葡萄糖酸氯己定溶液冲洗感染位点，2次/天，持续1周。

　　去除残留的粘接剂1周后复诊，瘘管已经消失。患者未述此位点有任何敏感不适。临床检查，软组织显示健康，先前瘘管处牙龈有些许发红。修复体重新安放于种植体上；用聚四氟乙烯胶带封闭螺丝通道，表面充填粘接复合树脂（图6）。决定不使用任何抗菌药或实施种植体周炎的再生性治疗；安排患者每隔6个月复查1次。

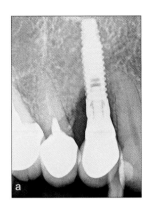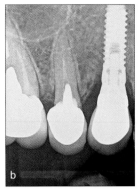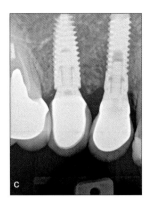

图7a～c　（a）2009年的放射线片。（b）2010年骨缺损区局部再矿化。（c）2012年完全确立的骨水平。注：在随访期，前磨牙也被种植体支持式修复体取代

该患者在去除残留的粘接剂1年后复查时无任何的不适主诉。放射线检查显示在先前感染的种植位点存在骨再矿化（图7b）。2年后，观察到种植体周围牙槽嵴顶骨组织完全再生（图7c）。在这期间，其邻牙也采取了种植治疗。

经临床检查，软组织健康。尽管软组织颜色改变有限，但是骨弓轮廓得以改善（图8）。

讨论

在本病例中，残留的粘接剂引起了明显的牙槽嵴顶骨吸收。去除残留的粘接剂后，不仅软组织炎症得到了解决，而且出现了骨质再矿化。这与天然牙周围牙槽骨的再矿化相类似。成功去除刺激物并治疗感染后，有机骨基质发生再矿化。口腔卫生维护理想的患者，在其骨下袋内出现了骨再生（Rosling等，1976）。可以推断在这个种植病例中发生了类似的过程。多余的粘接剂就像人造牙石，易于导致发生种植体周炎。

与粘接剂相关的种植体周炎的治疗未必都需要外科手术。一旦去除了残留的粘接剂，牙槽嵴顶骨可以出现再矿化。

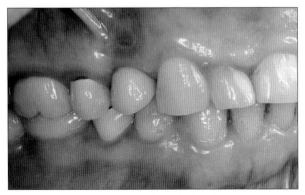

图8　治疗后3年之后种植体支持式修复体的临床表现

9.1.4 黏膜下多余粘接剂导致的种植体周炎：再生性种植体周炎治疗及6年随访

G. E. Salvi

一位30岁的女性患者，由私人诊所的牙医转诊到瑞士伯尔尼大学牙周科。在第一次来牙周科之前，下颌右侧第二前磨牙先天缺失并已用钛种植体修复3年。软组织水平种植体，直径4.1mm，长度12mm，大颗粒喷砂酸蚀（SLA）表面（Straumann® Dental Implant System；Institut Straumann AG，Basel，Switzerland）。

金属烤瓷冠已经永久粘接于下颌右侧第二前磨牙种植体上。下颌右侧第二前磨牙种植体在常规的维护治疗过程中被其转诊牙医诊断为种植体周炎。

该患者不吸烟，全身健康，表现为高标准的菌斑控制。

下颌右侧第二前磨牙种植体的根尖放射线片（图1）显示：在粘接种植修复体后，没有去除下颌右侧第二前磨牙种植体近中和远中平台下方的多余粘接剂。该牙冠是永久粘接，不破坏的话无法去除。由于经济原因，该患者的主诉是保留种植体和牙冠。

图2显示第一次检查时，下颌右侧第二前磨牙位点感染的种植体周围黏膜颊面观。在种植体周围区域患者未叙述任何疼痛。检查发现探诊深度（PPD）达9mm，伴探诊出血（BOP）和溢脓。

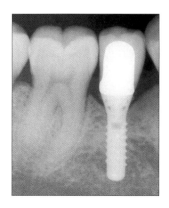

图1　根尖放射线片

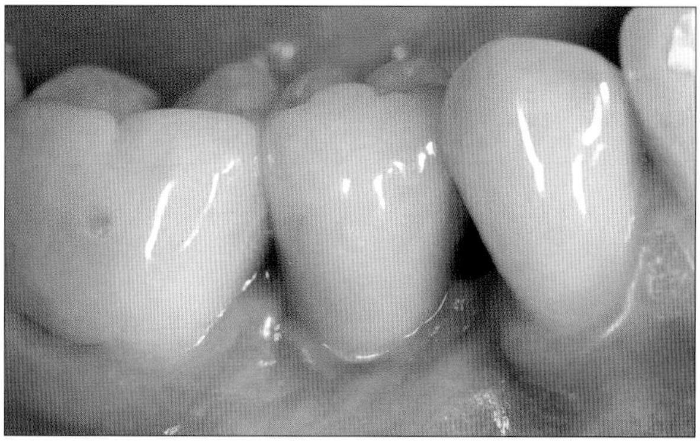

图2　炎症的种植体周围黏膜颊面观

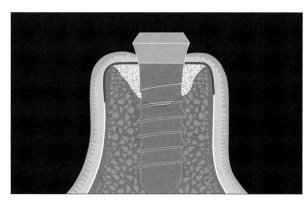

图3　骨代用品应用于种植体周围骨缺损区

呈现给患者的治疗计划包括非手术阶段和手术阶段。非手术阶段包括局麻下用钛刮治器进行机械性黏膜下清创去除残留的粘接剂，然后用葡萄糖酸氯己定溶液黏膜下冲洗。指导患者每天使用牙缝刷，并结合使用葡萄糖酸氯己定凝胶。如果手术时可以确定缺损形态为有利型，则计划采用再生性方法来修复种植体周围缺损。

图3显示了骨代用品应用于种植体周围骨缺损以支撑屏障膜（如深蓝色线所示）。

然后翻开全厚黏骨膜瓣，去除肉芽组织，评估发现骨缺损为环形的有利型。然而，邻牙的边缘骨水平没有受到影响（图4）。

图5所示为手术前的种植体周围骨缺损。放射线片证实在非手术阶段残留的粘接剂已被去除。

用浸透了葡萄糖酸氯己定溶液和生理盐水的棉球对种植体螺纹去污染之后，把去蛋白牛骨基质（DBBM）颗粒（0.25～1mm）（Bio-Oss®；Geistlich，Wolhusen，Switzerland）置于种植体周围骨缺损区，直至达到种植体光滑与微粗糙表面之间的过渡线（图6）。然后，在种植体颈部周围覆盖双层可吸收胶原膜（Bio-Gide®；Geistlich）。

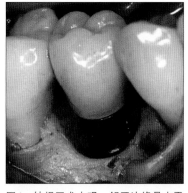

图4　缺损区术中观。邻牙边缘骨水平未受影响

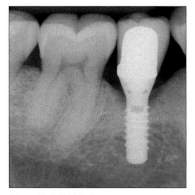

图5　基准放射线片

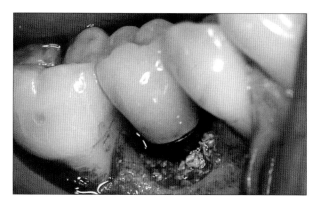

图6　种植体表面去污染后应用DBBM的术中观

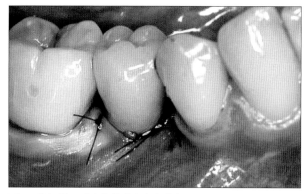

图7　关闭创口后（穿黏膜愈合方式）

黏骨膜瓣缝合于种植体的颈部周围，以获得软组织穿黏膜愈合（图7）。

术后即刻拍摄根尖放射线片显示种植体周围缺损区充满了DBBM颗粒（图8）。

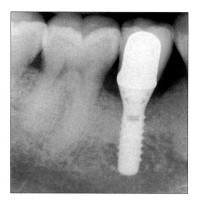

图8　术后放射线片

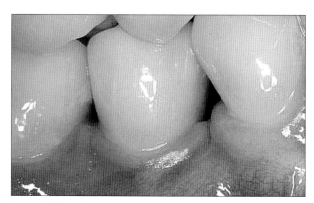

图9　缺损再生性治疗2年之后的临床表现

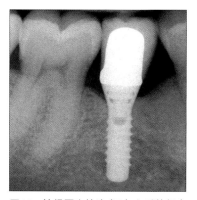

图10　缺损再生性治疗2年之后的根尖放射线片

告知患者术后应用全身性抗生素5天、葡萄糖酸氯己定溶液含漱4周。1周后拆除不可吸收缝线；除了用氯己定含漱外，还要指导患者用软毛牙刷蘸取葡萄糖酸氯己定凝胶轻轻拂刷术区。术后6周患者恢复使用牙缝刷清洁牙缝。

在治疗结果的最终评估之后，该患者每隔6个月返回私人诊所复诊进行常规维护治疗。

图9显示为下颌右侧第二前磨牙种植体周炎骨缺损的再生性治疗2年之后临床颊面观。下颌右侧第二前磨牙种植体PPDs为3mm或者更小，无探诊出血和溢脓。

术后2年根尖放射线片显示缺损充满直至种植体的光滑颈部（图10）。

图11显示下颌右侧第二前磨牙种植体再生性治疗6年之后临床颊面观。种植体周围黏膜红肿消失。种植修复体的颊侧和舌侧都存在角化组织带。下颌右侧第二前磨牙种植体完成治疗6年之后舌侧观显示种植修复体及邻牙周围没有细菌积聚。这也证实了患者超高水平的菌斑控制（图12）。

图13显示再生性治疗6年之后粘接固位修复体的殆面观。

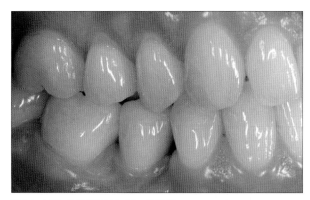

图11 再生性治疗6年之后。颊面观

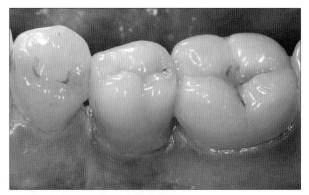

图12 再生性治疗6年之后。舌侧观

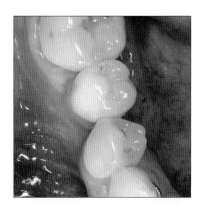

图13 再生性治疗6年之后。殆面观。再生性治疗6年之后的根尖放射线片显示骨缺损充满至种植体光滑颈部（图14）

讨论

该患者的治疗起始于在私人诊所进行维护治疗过程中对种植体周炎的一个修正因素（如黏膜下存在多余的粘接剂）的诊断。这强调了在维护治疗期间通过临床（如种植体周围探诊、探诊出血、溢脓）和放射线方法常规监测种植体的重要性（Salvi和Lang，2004；Salvi和Zitzmann，2014）。

在非手术治疗阶段，用钛刮治器机械去除黏膜下的多余粘接剂。再评估时证实种植体周围软组织状况得以改善（Wilson 2009）。非手术治疗后黏膜炎症的存在和剩余6mm或更大的PPDs表明非手术清创联合抗菌药物未能解决种植体周炎。手术治疗种植体周围缺损的首要步骤包括：翻开全厚黏骨膜瓣，去除肉芽组织，彻底地对种植体表面去污染（Heitz-Mayfield和Mombelli，2014）。在此基础上，术中发现骨缺损为环形有利型（有4个骨壁），使用包括骨代用品和屏障膜的再生性治疗是合理的（Heitz-Mayfield和Mombelli，2014）。尽管再生性治疗2年及6年之后的放射线片显示种植体周围缺损被充满了，但是由于缺乏组织学证据，还不能断言先前被污染的种植体表面获得了再生性骨结合（Persson等，2001）。

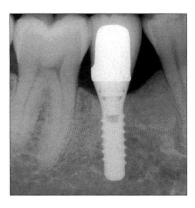

图14 再生性治疗6年之后的根尖放射线片

9.1.5 种植体周炎的治疗：抗生素和再生性治疗

A. Mombelli, P. Wick

73岁的女性患者，在其种植体周围感染反复治疗不成功后，被转诊到牙周科（瑞士日内瓦大学牙学院）。患者全身健康，不吸烟。该患者的病史显示，3年前上颌右侧中切牙行即刻种植（Straumann Tapered Effect RN 4.8/4.1；Institut Straumann AG，Basel，Switzerland）。使用树脂水门汀粘接固位戴入金属烤瓷修复体。1年后，该患者因种植区域软组织不适而向另一位牙医咨询。存在10mm深的种植体周围袋，有溢脓。放射线片上可以看到种植体周围骨吸收和粘接剂残留。通过以下措施来治疗：非手术性清创、阿莫西林和用葡萄糖酸氯己定溶液黏膜下反复冲洗。溢脓持续了数个月之后该患者才被转诊。

图1和图2显示转诊时临床和放射线情况。目测显示仅有很轻微的炎症（图1）。牙齿维护很好，牙周健康。种植体周围探诊显示有深袋（近中8mm，颊侧正中8mm，远中9mm，腭侧5mm）。存在溢脓和探诊出血。

放射线片（图2）显示种植体周围骨缺损。未看到残留的粘接剂。

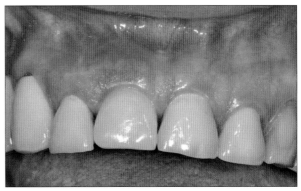

图1　轻微的炎症症状。上颌右侧中切牙种植体颊侧，有深袋，伴有探诊出血和溢脓（近中8mm，颊侧正中8mm，远中9mm，腭侧5mm）

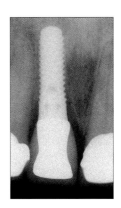

图2　放射线片显示上颌右侧中切牙种植体周围存在骨缺损

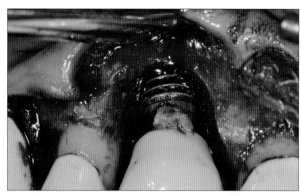

图3 翻开全厚瓣之后暴露出一块多余的粘接剂。相邻的侧切牙由于靠近种植体而出现垂直向牙周附着丧失及牙槽骨吸收

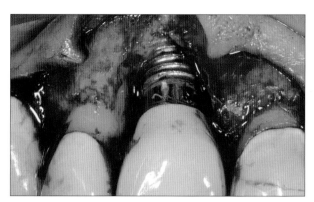

图4 去除残留的粘接剂并小心地清洁种植体表面

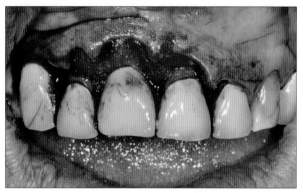

图5 用异种骨代用品充填骨缺损区并覆盖胶原膜

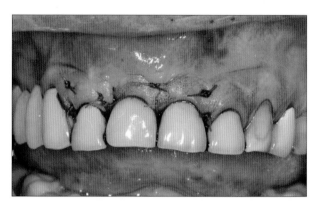

图6 间断缝合完成初期关闭，水平褥式缝合获得被动复位

从种植体周围袋内通过纸尖取微生物样本，显示6种常见的厌氧微生物（牙龈卟啉单胞菌、福赛坦氏菌、齿垢密螺旋体、微小微单胞菌、具核梭杆菌、直肠弯曲菌）呈阳性，表明存在混合厌氧感染。诊断为种植体周炎。这种难治的状态可能是因为细菌持续性沉积于种植体表面。治疗计划需要翻瓣清创并辅助全身抗生素治疗。

手术干预之前，要对该位点进行机械清洁，用氯己定冲洗种植体周围袋，并开处方药：375mg阿莫西林和500mg甲硝唑，3次/天，持续7天，从术前1小时开始用药。沟内切口从右侧尖牙的近中延伸到左侧侧切牙的近中，不做垂直向松弛切口。翻开黏骨膜瓣，清除肉芽组织，暴露种植体周围骨缺损区及受污染的种植体。在种植体颊侧发现大块残留的粘接剂（图3）。在该区域颊侧骨板缺失。此外，由于种植体靠近相邻侧切牙的牙根，因此在相邻侧切牙位点看到广泛的垂直向牙周附着丧失及牙槽骨吸收。

用超声刮治器去除残留的粘接剂，然后小心清洁种植体表面（图4）。

用异种骨代用品填充骨缺损区并覆盖胶原膜（图5）。

通过4个水平褥式缝合完成被动复位。用间断缝合来保护创口（图6）。患者术后用0.2%葡萄糖酸氯己定含漱，2次/天。持续2周。术后阶段无异常。

图7显示手术干预后1年随访检查时的状况。不再有感染的临床症状。种植体周围探诊显示无超过5mm的深袋和溢脓。在种植体远中颊侧，种植体周围黏膜边缘与先前相比更靠近根方，但是种植体未暴露。侧切牙的近中存在牙龈退缩。

图8显示2年随访时的状况。由于龈缘的局部自然过渡，侧切牙近中牙龈退缩不再显著。

讨论

该病例有两方面值得密切注意：诊断和抗菌治疗方法；种植体的位置对结果的影响。

与生物膜相关的感染对抗菌疗法有耐药性，除非机械破坏生物膜并物理去除大部分菌群。因此我们可以假想认为局部化脓性感染难以治愈是由于生物膜持续性地存在于种植体较深的表面。

该病例是一个很好的例子，即异物的存在引发了持续性的种植体周围感染。该患者发生混合厌氧菌、生物膜相关感染是因为多余粘接剂的存在（Marsh和Devine，2011；Mombelli和Décaillet，2011）。尽管牙龈溢脓和硬组织缺损是由细菌感染引起，但是单独使用抗生素并不能解决问题。事实上，在更早的放射线片上已经发现有粘接剂残留，并且也采取了清除它们的措施，但是没有认识到问题的全部范围。因此该病例也说明对于特异性诊断，临床检查和传统牙科放射线检查有局限性。

总的来说，针对去除感染病因和修复缺失结构的治疗效果是不错的。在美学方面的成功是局部的。由于种植体邻近侧切牙，因此感染过程引发了相邻天然牙近中牙周附着的丧失。结果是牙龈退缩，种植体与天然牙之间的龈乳头消失。种植体本身并没有暴露。另一方面，如果要避免种植体深部暴露，则剩余探诊深度要减小至5mm左右（Gallucci等，2011）。

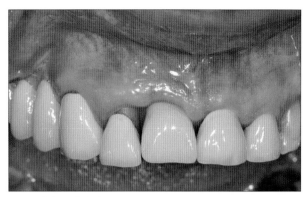

图7 手术干预后1年

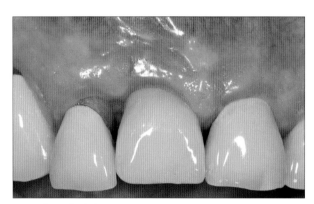

图8 术后2年随访

该病例说明，在非常靠近相邻天然牙的拔牙窝内进行即刻种植是一个难点。

9.1.6   导致种植体拔除的复发性种植体周炎

L. J. A. Heitz-Mayfield

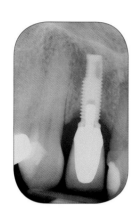

图1 上颌右侧侧切牙种植体的根尖放射线片显示边缘骨吸收至种植体的第3个螺纹

背景

65岁女性患者，转诊到牙周医师处，要求评估并处理上颌右侧侧切牙种植位点。上颌右侧侧切牙种植体已植入10年，修复方式为粘接固位单冠。该患者不吸烟，全身状况良好，牙周健康。

经临床检查，上颌右侧侧切牙种植位点探诊深度7mm，伴有溢脓和探诊出血。该患者知道脓液的存在，但是未感到不适。根尖放射线片显示边缘骨吸收约至种植体第3个螺纹（图1）。从转诊医师那里获得的先前的放射线片显示自种植体修复后就有进行性骨吸收。诊断为种植体周炎。

进行非手术性清创和口腔卫生指导演示环形牙线使用技术，4周之后对种植体周围组织再评估。若仍有持续性感染则约诊，计划翻瓣清创、种植体表面去污染并联合全身抗生素治疗。手术治疗后1个月，种植体周围感染得以解决（无溢脓和探诊出血，探诊深度减小至5mm）。该患者每3个月复诊进行监测和维护治疗。

进行性骨吸收

不幸的是，在第18个月随访时诊断为复发性种植体周炎。监测种植体边缘骨水平的放射线片显示存在额外的骨吸收，已经进展至种植体的第9个螺纹水平（图2）。该种植体没有动度，探诊深度5mm，一些位点有探诊出血，无溢脓（图3）。与患者讨论后，为了避免进一步的骨吸收和邻牙的附着丧失，决定取出该种植体。

在种植体取出之前，该患者的牙医制作了临时局部义齿并交予牙周医师。去除粘接冠和螺丝固位基台（图4）。局部麻醉下，使用种植体取出工具取出种植体（Nobel Biocare，Zürich，Switzerland）（图4和图5）。

种植体取出工具以逆时针方向安放于种植体内部。然后在种植体取出工具上安装棘轮扳手应用逆时针扭矩直至骨结合丧失。不进行翻瓣，对该位点清创，术后愈合3个月。

与患者讨论修复缺失牙的治疗选择。该患者反对额外的外科程序，选择牙支持式修复体来修复缺失牙。

讨论

本病例说明，尽管对种植体周炎进行了抗感染治疗，但是在某些患者的某些种植体仍会经历感染复发和进行性骨吸收。在种植体周炎治疗之前，应和患者讨论这种可能性。本病例也描述了一种保守的种植体取出方法，使用种植体取出工具而非环钻。

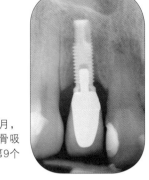

图2 种植体周炎治疗之后18个月，根尖放射线片显示进行性边缘骨吸收至上颌右侧侧切牙种植体的第9个螺纹水平

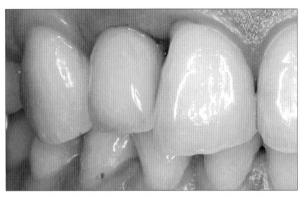

图3 上颌右侧侧切牙种植体周炎手术治疗之后18个月。探诊深度5mm，有探诊出血

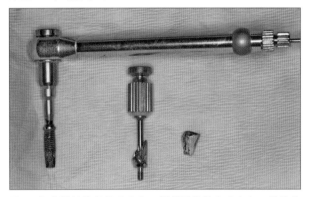

图4 部分种植修复体（右），螺丝固位基台（中），种植体（左）

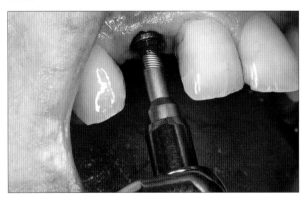

图5 使用种植体取出工具和棘轮扳手拔出种植体（Nobel Biocare®）

9.2 生物学并发症（感染除外）

9.2.1 拔除位置错误的种植体，直接植入新种植体同期GBR进行轮廓增量

D. Buser, U. Belser

一位35岁的女性患者，被转诊到瑞士伯尔尼大学口腔医院口腔外科，其种植位点表现出创口略有延迟愈合的临床症状，需要检查。此外，转诊医师在为获取种植体上连接基台的通路而翻瓣时，发现无颊侧骨壁。

4个月之前，该患者侧切牙由于牙根近中面存在慢性根尖周损伤而拔除，并在此单颗牙缺隙植入了1颗骨水平种植体（图1）。种植体植入的同期使用去蛋白牛骨基质（DBBM，Bio-Oss®；Geistlich，Wolhusen，Switzerland）和胶原膜（Bio-Gide®；Geistlich）行骨增量，随之一期关闭创口。患者提供的术后放射线片显示种植体上安放有3.5mm高的愈合帽（图2）。

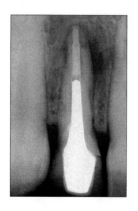

图1 最初的根尖放射线片显示上颌右侧侧切牙存在根尖周损伤。那时，转诊医师决定拔除患牙并植入1颗种植体。两侧相邻天然牙牙槽骨水平极佳

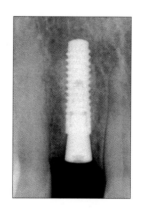

图2 植入细直径骨水平种植体，并安放3.5mm高的愈合帽后的放射线片

临床检查显示，上颌右侧侧切牙缺失的单颗牙缺隙，上颌右侧中切牙远中面牙龈轻度退缩（图3）。黏膜已经愈合，无瘘管症状。我们通过三维（3D）锥形束计算机断层扫描（CBCT）检查种植位点以评估其三维解剖位置：种植体植入太靠近唇侧，没有放射线证据支持唇侧骨壁的存在（图4a，b）。

与患者讨论现状，并提供3种治疗方案。为在术中决策出最充分的治疗选择，每种治疗方案均包含有翻瓣程序。

- **方案1** 保留种植体，使用GBR再次行增量程序，以获得新的颊侧骨壁。
- **方案2** 取出种植体，在正确的三维位置植入1颗新种植体，同期使用GBR进行轮廓增量。
- **方案3** 取出种植体，使用GBR进行位点保存，5个月后植入1颗新种植体。

局部麻醉联合镇静药物，实施手术。在第一前磨牙远中线角处做松弛切口，通过角形瓣暴露位点（图5）。

然后翻开全厚瓣，骨结合种植体清晰可见，无颊侧骨壁（图6）。拾面观也证实种植体植入位置过于偏颊。暴露的种植体表面明显位于牙槽嵴外（图7）。在暴露的种植体表面上方生成新的颊侧骨壁的概率微乎其微。

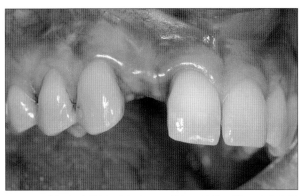

图3　在我们门诊的第1次复查显示单颗牙缺隙，潜入式愈合的种植体。相邻的中切牙有轻微的牙龈退缩

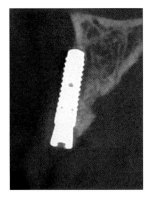

图4a　CBCT的矢状面显示贯穿种植体整个表面的颊侧骨壁缺如

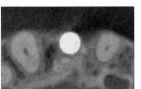

图4b　CBCT的水平面显示种植体颊侧错位，并证实颊侧骨壁缺如

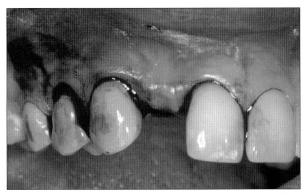

图5　第一前磨牙远中做垂直松弛切口，翻角形瓣暴露种植位点

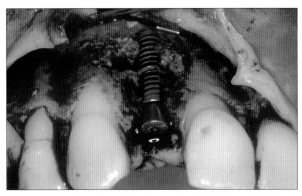

图6　翻开全厚瓣，暴露种植位点。骨结合种植体无颊侧骨壁。种植体侧面的骨面可以看到少量DBBM颗粒的残留

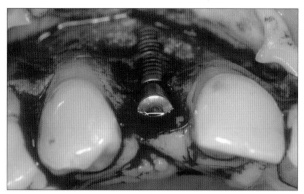

图7 殆面观证实颊侧错位。暴露的种植体表面位于骨弓之外。需要取出种植体，在颊舌向更好的位置植入1颗新种植体

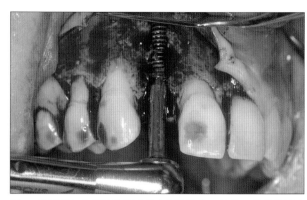

图8 使用反向扭矩棘轮扳手把专用的取出工具旋入种植体以破坏骨–种植体界面。使用这种技术，种植体很容易就松动了

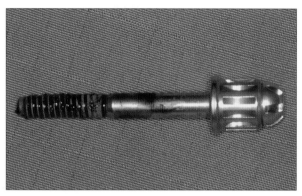

图9 取出的种植体仍连接于移除工具上

因此，决定使用专用的取出工具和手动棘轮扳手取出种植体（图8）。这样可以应用反向扭矩破坏骨–种植体界面来松动种植体（图9）。取出种植体之后，小心检查局部解剖，尤其是单颗牙缺隙近中和远中牙槽嵴顶的宽度（图10）。

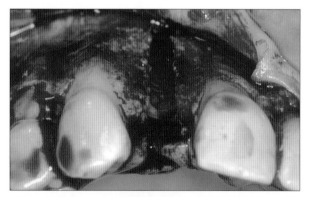

图10 种植体取出后。局部骨的解剖条件允许同期植入1颗新种植体。种植窝要略偏腭侧预备

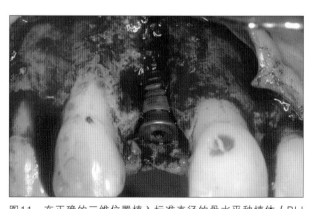

图11 在正确的三维位置植入标准直径的骨水平种植体（BLI 4.1），然后戴入2.0mm愈合帽。颊侧面的二壁型骨缺损形态是成功轮廓增量的前提

由于牙槽嵴宽度>6mm，因此决定直接在正确的三维位置和轴向再次植入1颗新种植体。预备种植窝，在腭侧骨板植入标准直径的骨水平亲水表面（SLActive®）种植体（regular CrossFit RC 4.1mm；Institut Straumann AG，Basel，

Switzerland）。

种植体获得了良好的初始稳定性。然后安放2mm愈合帽，如前所料，很明显颊侧骨缺损形态为有利型二壁型缺损（图11）。

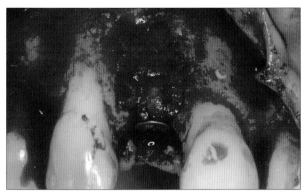

图12　把局部获取的自体骨屑覆盖于颊侧暴露的种植体表面。由于有良好的成骨特性，这些自体骨屑在缺损区有望促进骨形成

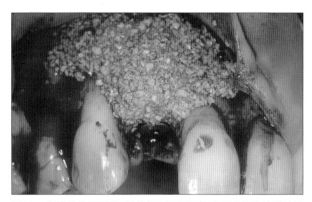

图13　在种植体颊侧第2层使用DBBM颗粒进行牙槽嵴外形过增量

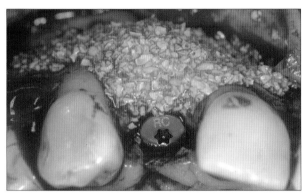

图14　外形过增量后局部解剖的殆面观。低替代率的DBBM颗粒有望促进新形成的颊侧骨壁的长期稳定

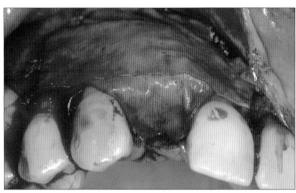

图15　使用非交联胶原膜覆盖骨充填材料，应用了双层膜技术以延长其屏障功能，并加强膜和其下方的骨充填材料的稳定性

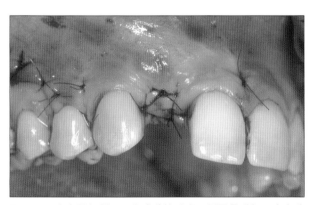

图16　无张力关闭创口，完成种植手术。需要骨膜切口来充分松弛黏骨膜瓣

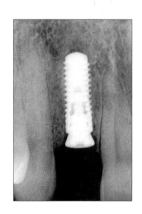

图17　术后放射线片显示骨水平种植体及2mm的愈合帽

　　用两种骨充填材料增量火山口样的骨缺损：（1）一层是在同一翻瓣区域相同的皮瓣处用刮骨刀局部获取的自体骨屑（图12）；（2）浅层是用于颊侧面局部骨解剖外形过增量的DBBM颗粒（图13和图14）。骨充填材料表面覆盖非交联胶原膜（Bio-Gide®；Geistlich）。应用了双层膜技术（图15），一期无张力关闭创口，完成手术（图16）。为了达到无张力缝合，需要在基部切开骨膜松弛瓣。术后放射线片显示骨水平种植体的位置良好（图17）。

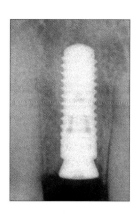

图18 第8周时，种植体获得了很好的骨结合。使用不翻瓣的环切技术进入二期程序

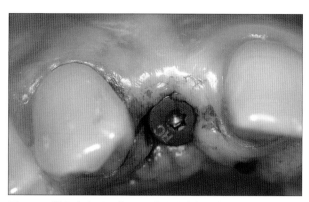

图19 二期程序之后。将2mm的小愈合帽更换为3.5mm的愈合帽。殆面观证实种植体略偏腭侧。此时的颊侧轮廓对美学效果是有利的

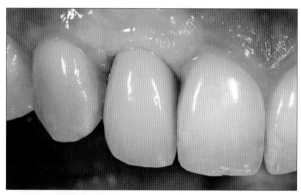

图20 在最终修复体戴入之前，直接戴入基于预成钛基台的种植体支持式螺丝固位丙烯酸临时修复体，增大的颈部轮廓引起种植体周围黏膜明显发白

2周之后，用加成型硫化硅橡胶、个别托盘和螺丝固位印模帽制取开窗式印模。在牙科技工室，直接制作基于预成临时钛／PEEK基底的螺丝固位金属−丙烯酸临时修复体，下次复诊时戴入口内（图20）。

在椅旁完成合适的颈部穿龈轮廓，以确保种植体周围黏膜轮廓协调，避免软组织持续发白，并为患者的口腔卫生维护提供良好的通道（图21）。

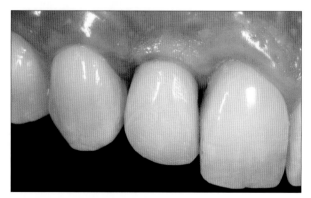

图21 减小修复体穿龈轮廓的根方后，黏膜发白消失，并获得了足够的邻间隙用以维持口腔卫生

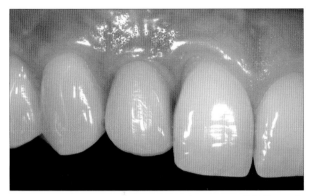

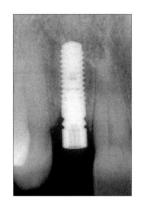

图23　相应的根尖放射线片显示骨结合良好的骨水平种植体及金属–丙烯酸临时修复体。在远中存在微小的牙槽嵴顶骨吸收

图22　金属–丙烯酸临时修复体戴入3个月之后。种植体周围软组织的塑形和成熟形成了令人愉悦的美学效果。在楔状隙处的软组织量明显增加

　　临时修复体戴入3个月之后，种植体周围软组织已经成熟，在楔状隙区域获得了显著的软组织量（图22）。相应的根尖放射线片证实了稳定的骨结合，和远中面微小的牙槽嵴顶骨改建（图23）。现阶段，在取下临时修复体之前先制取上颌藻酸盐印模，然后制取最终的硅橡胶印模（图24）。

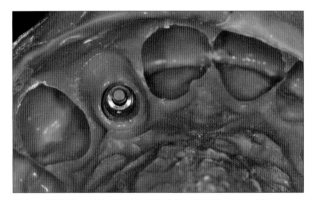

图24　现阶段，用聚甲基乙烯硅氧烷材料制取开窗式印模

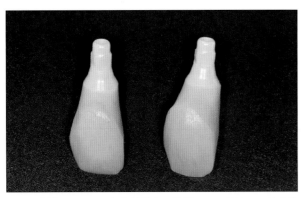

图25 制作CAD/CAM氧化锆基台，并用e.max ZirPress技术饰面（Ivoclar Vivadent）。切端1/3用薄层传统的长石质陶瓷完成，以复制对照天然牙的半透明和特点

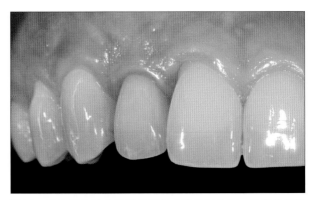

图26 戴入最终的直接螺丝固位全瓷修复体后。美学效果满意，包括在颊侧面带有明显弧形轮廓并良好定位的颈部黏膜和恢复协调的扇贝形黏膜

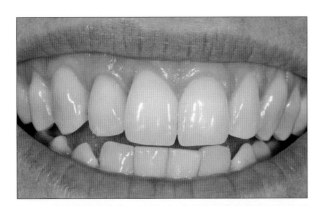

图27 患者自然微笑的正面观，证实新修复体整体是可以接受的，尽管上颌右侧侧切牙种植修复体与参照牙上颌左侧侧切牙之间仍存在微小的差异，如牙齿尺寸、体积和颈部穿龈轮廓等

把工作模型安放于半可调𬌗架之后，扫描上颌右侧尖牙、上颌右侧侧切牙和上颌右侧中切牙位点，在屏幕上虚拟设计最终种植修复体的氧化锆基底来替代缺失的上颌右侧侧切牙。通过电子邮件将数据传送给制作中心，在那里研磨氧化锆部件（ETCONCARES®；Institut Straumann AG，Basel，Switzerland）。氧化锆基底为饰面瓷提供均一的支持，然后用e.max ZirPress（Ivoclar Vivadent，Schaan，Liechtenstein）逐渐建立完整的解剖轮廓，最后在颊侧面手工分层添加薄层长石质陶瓷以获得最大的美学效果（图25～图27）。

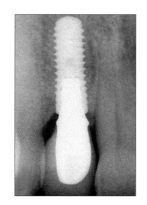

图28 最终全瓷修复体戴入后的根尖放射线片显示良好骨结合的骨水平种植体

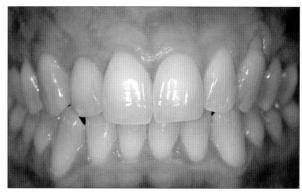

图29a 5年之后检查显示种植体周围软组织对称健康，且与邻牙协调

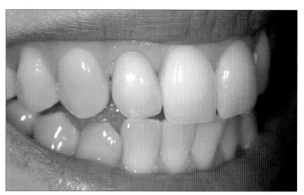

图29b 侧面观显示近中和远中楔状隙处软组织封闭完整

在上颌右侧侧切牙种植体上戴入直接螺丝固位的氧化锆基底全瓷修复体，殆向螺丝加扭矩至35Ncm，然后用压缩的特氟隆胶带覆盖，并用复合树脂粘接封闭螺丝通道。

戴入后的根尖放射线片显示就位精确，合适平坦的颈部穿龈轮廓和稳定的骨结合（图28）。实际上，冠方大部分骨–种植体接触位于种植体平台的近中和远中，这也证实了骨水平种植体的设计实现了平台转移理念的效力。5年的随访时证实了良好的临床和放射线结果（图29a～c和图30）。上颌右侧侧切牙位点牙槽嵴顶骨水平稳定，种植体–修复体复合体达到美学一体化。

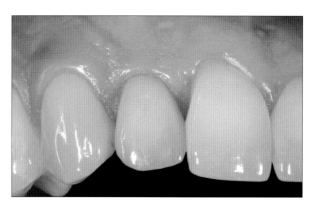

图29c 上颌右侧中切牙的远中面仍然存在微小的牙龈退缩

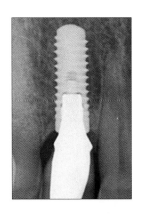

4cm×4cm的CBCT图像显示通过GBR进行轮廓增量建立了一层厚的颊侧骨壁（图31a，b）。

图30　5年随访时根尖放射线片显示牙槽嵴顶骨水平稳定性极好

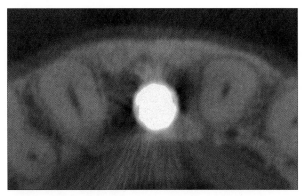

图31a　5年随访时的CBCT水平面证实有一层厚且完整的颊侧骨壁。侧切牙的种植体位于临床冠颊侧穿龈轮廓的腭侧2mm处

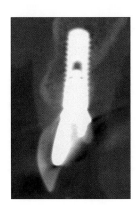

图31b　CBCT矢状面显示一层厚且完整的颊侧骨壁。骨壁冠向延伸至种植体平台

讨论

在本病例，为修复拔除的上颌侧切牙而植入的种植体过于靠近颊侧。尽管用GBR同期进行了骨增量，但在二期手术时未发现有颊侧骨壁，而该骨壁对于长期的功能和美学效果至关重要（Buser等，2004）。转诊到门诊部之后，三维CBCT检查证实颊侧骨壁确实缺如。

在这种情况下，临床医师有3种选择可以考虑，如本病例报道开始所述。如果种植体位于正确的唇舌向位置，且暴露的种植体表面位于牙槽嵴以内；同时暴露的种植体表面未被急性种植体周围感染所污染时，才可以选择对无颊侧骨壁的种植体进行再植骨。在本病例，术中证实种植体颊侧错位，这也是美学并发症的常见原因（Chen和Buser，2010）。因而，使用逆时针反转扭矩通过专用的取出工具和棘轮扳手小心地将种植体取出。6年前几个制造商介绍了此项技术，通过断裂骨–种植体界面来松动骨结合种植体（Froum等，2011）。这标志着显著的进步，因为可以不破坏周围骨而取出种植体。目前，我们必须认为使用环钻取出种植体是过时的——它破坏了太多的种植体周围骨。在本病例，使用了Straumann生产的原装取出工具，叫作"explantation tool"。也可以用一般的取出工具，例如BTI种植体取出工具套装（Anitua和Orive，2012；Biotechnology Institute BTI, Vitoria-Gasteiz, Spain）。

种植体取出后，局部的解剖条件允许即刻植入1颗新种植体。种植窝略偏腭侧预备，保证1mm厚的完整腭侧骨壁。这允许种植体植入正确的三维位置，并将种植体平台置于安全带（Buser等，2004）。最终颊侧骨缺损形态为有利型二壁型，这是获得可预期骨再生的重要前提。

Schenk 等（1994）的实验研究表明新骨形成源于骨壁，因为生成新骨的必备细胞——成血管细胞和成骨细胞——位于骨髓中。因此，缺损形态在预测成功的再生效果方面是一个重要的因素。与宽而浅的一壁骨缺损相比，窄而深的二壁缺损形态更易于获得骨再生（Buser 2009）。另一个因素是应用于缺损区的骨充填材料。骨充填材料应有成骨特性，意味着在最初的术后愈合过程中能够促进新骨形成。

自1998年起，我们团队就青睐生物可吸收性非交联胶原膜来进行GBR程序，因其术中易于操作且无须二期手术程序。另外，并发症的风险很低——GBR术后软组织开裂（von Arx和Buser，2006）。然而，这种胶原膜提供屏障功能的时间只有4～8周（von Arx等，2005）。因此，可吸收膜必须联合合适的骨充填材料对其屏障功能期较短来进行弥补。

在1998年，基于临床前数据，我们开始联合使用两种骨充填材料，即自体骨屑和异种去蛋白牛骨基质（DBBM）颗粒（Buser等，2004；Buser等，2008b）。这种联合应用与GBR技术一起提供了最优的协同再生效果。自体骨移植物促进新骨形成——不仅在种植体表面快速建立骨结合，而且在骨代用品浅层使DBBM颗粒嵌入骨中。自体骨屑的优势已被数个组织形态学实验研究所证实（Buser等，1998；Jensen等，2006；Jensen等，2007；Jensen等，2009）。

有学者认为，自体骨屑的成骨特性是因为非胶原蛋白和生长因子残留于骨基质中（Bosshardt和Schenk，2009）。也可能是所包含的骨细胞对骨原细胞有积极影响（Bonewald，2011）。近期成骨细胞培养的体外实验表明取骨技术也影响自体骨屑的成骨潜能（Miron等，2011；Miron等，2013）。在4种受试的取骨技术中，用骨磨或刮骨器收集的骨移植物表现出最高的成骨潜能。

DBBM颗粒通常用于覆盖自体骨屑，以改善牙种植体周围的牙槽骨轮廓。此技术被称之为轮廓增量，用于优化牙种植体周围的美学效果（Buser等，2008b）。DBBM颗粒低替代率特性已经被数个临床前研究所证实（Jensen等，2006；Jensen等，2007；Jensen等，2009）。然而，越来越多的证据表明只有嵌入骨内的DBBM颗粒才具有低替代率。近期的一项临床前研究显示，这些充填材料在纤维组织内表现出严重的吸收（Busenlechner等，2012）。这种吸收的细胞机制尚不清楚，需要进一步地研究。这也强调了第1层自体骨移植物的重要性，因其可以促进骨向浅层DBBM颗粒内生长。

这也在两个病例系列中被稳定且良好的美学效果所证实，这两个病例系列检验的是通过早期种植体植入并同期GBR行轮廓增量进行的单颗牙修复（Buser等，2008a；Buser等，2009）。两组患者均采用CBCT检查其颊侧骨壁的状态（Buser等，2013a；Buser等，2013b）。两组研究显示95%的患者颊侧骨壁完整。此外，一项最近的关于10名患者的12例人体活组织检查的组织病理学研究，证实了DBBM颗粒的低替代率，在骨增量后14～80个月，平均替代率为32%（Jensen等，2014）。

此病例证实了这些病例系列研究的有利结果，因为5年随访显示不仅美学效果满意，而且CBCT所示存在厚的颊侧骨壁（图29a～c至图31a，b）。

9.2.2　与种植体周围黏膜相关的口腔扁平苔藓

A. Frydrych

本病例描述的是64岁健康的不吸烟女性患者，持续处理其波及牙龈和颊、舌侧黏膜的糜烂型口腔扁平苔藓（oral lichen planus，OLP）。在种植体植入之后，种植体周围黏膜也受到了影响。

拔除保留无望的天然牙并经过愈合期后，该患者植入了种植体（上颌4颗，下颌4颗）并获得了骨结合。该患者在种植体植入之前就有OLP病史，并被转诊至口腔内科专家以确诊并治疗。她表现出广泛的黏膜波及。在临床评估、活组织检查和血液检查之后，患者接受了局部糖皮质激素治疗。严重的突然发作时全身应用泼尼松。两性霉素B含片联合糖皮质激素治疗用于预防口腔念珠菌病的发生。

种植体修复后（上颌4颗种植体支持式全牙弓固定修复，在下颌后部两侧分别用2颗种植体支持2个固定修复体），患者接受了每隔6个月的常规维护治疗，包括专业预防（去除菌斑）和口腔卫生指导。

在种植体植入并修复后3年，患者经历了其OLP的周期性发作，波及牙龈、种植体周围及颊侧、舌侧黏膜。鉴于这种情况的慢性特征，这并不出人意料。发作伴随着越来越多的黏膜红斑、糜烂和溃疡损伤的出现以及与日俱增的黏膜不适。这些发作的处理依据疾病严重程度而不同。图1～图4所示为种植体周围黏膜存在的OLP。

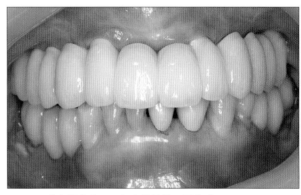

图1　口腔扁平苔藓，牙龈和种植体周围黏膜

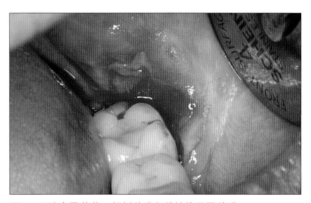

图2　口腔扁平苔藓，颊侧黏膜和种植体周围黏膜

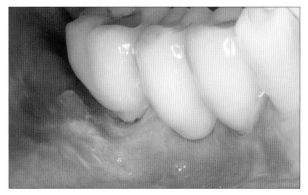

图3　口腔扁平苔藓，种植体周围颊侧黏膜

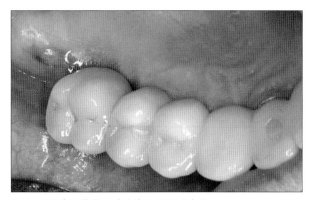

图4 口腔扁平苔藓，种植体周围腭侧黏膜

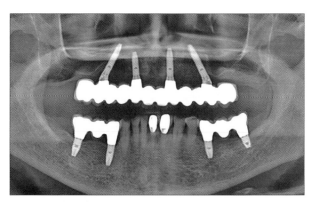

图5 曲面体层放射线片

一线治疗包括使用二丙酸倍氯米松喷雾（50μg/剂）喷到口腔黏膜病损区，4次/天，联合10mg的两性霉素B含片2次/天。局部无效果的溃疡病损则通过病损内注射1mg倍他米松溶液（5.7mg/mL）来治疗。严重而广泛的发作通过短期全身应用泼尼松龙联合两性霉素B含片来处理。

在所有的随访期，该患者口腔卫生状况良好，种植体周围探诊深度稳定在正常范围（2~4mm）。放射线评估显示种植体周围边缘骨水平稳定。

讨论

该病例描述了在一名糜烂型口腔扁平苔藓患者口内植入种植体，其扁平苔藓波及广泛口腔黏膜甚至种植体周围黏膜。一组专家参与到该患者的治疗中。OLP的正确诊断非常重要，需要充足的病史、临床检查和活组织检查。理想的口腔卫生对种植体周围组织健康和OLP的治疗来说极为重要。应指导患者正确的刷牙方法和牙线使用技术，并告诫患者使用不刺激黏膜的牙膏。重点应放在OLP的治疗和最佳的菌斑控制上。

尽管OLP具有慢性和周期性发作的特点，但是在3年的随访期内，该患者未发生明显的不良后果。

口腔扁平苔藓是慢性、全身性、免疫介导的疾病，病因不明，口腔黏膜常见（Au等，2013）。它是最常见的非感染性口腔黏膜病之一，全世界成年人发病率为2%（Roopashree等，2010）。临床表现多样，包括网状、糜烂型和萎缩型。口腔扁平苔藓有时类似于其他慢性炎症性黏膜病，因此组织活检对确保正确诊断是必不可少的（Parashar 2011）。OLP的治疗以支持和缓解症状为主，糖皮质激素（联合或不联合抗真菌剂）作为一线治疗（Al-Hashimi等，2007）。目前认为口腔扁平苔藓是一种癌前状态；推荐长期随访，至少每年1次（van der Waal 2009）。

致谢

手术程序

Dr. Brent Allan，oral和maxillofacial surgeon—West Leederville，Australia

修复程序

Dr. Rick Lazar，prosthodontist—West Perth，Australia

牙周程序

Dr. Albert Tan，periodontist—Perth，Australia

口腔内科程序

Dr. Agnieszka Frydrych，oral—medicine specialist—West Perth，Australia

9.2.3 种植体周围肿瘤

M. Moergel, P. W. Kämmerer, B. Al-Nawas

口腔种植具有很高的成功率并且提供长期的益处，尤其对于牙列缺失患者或者肿瘤消融术后有口腔缺损患者的修复重建（Albrektsson等，1986），以及放疗后的患者（Schiegnitz等，2014）。随着全球范围内种植体植入数量达到百万级，口腔种植医师观察到了一些罕见的不良事件。尽管种植体周围癌变是一个极其罕见的现象，但是我们近期报道了在过去15年内，大约有15位患者在我们的临床科室治疗邻近种植体的肿瘤（Moergel等，2014）。下面的病例展示了该群体中的一位患者；将讨论可能的风险因素并为复诊计划提供建议。

一位70岁的女性患者，被转诊到我们门诊部，寻求评估其下颌左侧迅速增长且肉眼可见的黏膜改变。她一般健康状况良好，有轻微的高血压，在用β−受体阻滞剂（阿替洛尔25mg/d）治疗；增龄性关节炎，在用非甾体类抗炎药（布洛芬300mg）按需治疗。有吸烟史，否认饮酒。有趣的是，其右侧下唇在日光性角化病之后发生了一个小肿瘤，在7周之前被一位耳鼻喉科专家局麻下彻底切除。

该患者的靠近下颌左侧第一前磨牙种植位点的牙槽嵴顶部和前庭黏膜表现为部分溃疡性部分外生性病变。该部位对力学改变非常敏感，且被红斑包围（图1）。此外，在左侧颊部表面发现了口腔扁平苔藓（OLP）的症状。口腔曲面体层放射线片显示轻微的牙槽嵴骨质溶解和边缘骨吸收。最初没有进一步侵犯下颌骨的表现（图2）。下颌右侧种植体表现出额外的骨质溶解，暗示存在活动性种植体周炎，但是没有进一步影响周围黏膜。组织学评估证实下颌左侧第一前磨牙位点存在口腔肿瘤。该患者准备彻底切除。

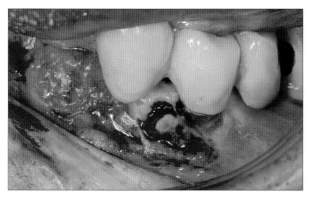

图1 种植体周围黏膜的宏观表现。溃疡病损，对力学改变高度敏感，靠近种植体

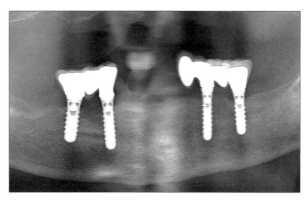

图2 术前曲面体层放射线片。几乎每颗种植体都存在牙槽嵴顶骨质病损。骨质溶解可能类似种植体周炎，因此通过放射线方法难以区分肿瘤和良性病损

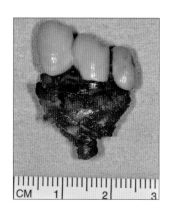

图3 包含种植体周围黏膜和骨的切除标本

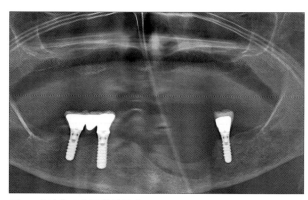

图4 术后曲面体层放射线片

左侧做前外侧颈清，包括Robbins Ⅰ～Ⅳ水平的淋巴组织。术中冷冻切片显示颈部转移阴性，因此Ⅴ水平和Ⅵ水平完整保留（Robbins等，2002）。口腔内，在安全边缘范围内标记并切除肿瘤，断开桥体以保留远中的种植体。近中的种植体切除分为两步：先切除一小部分周围的软组织和硬组织做组织病理学和放射线评估，随后扩大切除周围的黏膜和下颌牙槽嵴以获得安全边缘（图3）。平滑剩余骨组织（图4），并用左侧鼻唇沟口外转瓣来覆盖缺损区。

围手术期抗感染预防用药使用头孢菌素3天，该患者术后恢复良好。组织学检查显示为侵蚀性种植体周围癌，并且已经浸润骨组织，但是未进一步扩散至局部淋巴结，也无远处转移。该肿瘤已经被切除到足够的安全边缘：pT4a，pN0，pM0，pR0。因为浸润到松质骨，所以提供患者放疗作为辅助治疗方案（图5a～c和图6a～c）。

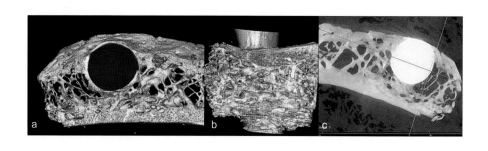

图5a～c 微CT扫描提供图形呈现且可展示种植体周围骨吸收的原貌。假如松质骨受侵犯，那么蜂窝状结构具有重要意义（Schache et al. 2008）

讨论

靠近种植体的口腔鳞状细胞癌（OSCC）极为罕见。只有几篇病例报道和两项观察研究（Abu El-Naaj等，2007；Bhatavadekar 2012；Block等，2001；Chimenos-Küstner等，2008；Clapp等，1996；Cuesta-Gil等，2009；Czerninski等，2006；De Ceulaer等，2010；Eguia del Valle等，2008；Gallego等，2008；Gallego等，2009；Gulati等，2009；Kwok等，2008；McGuff等，2008；Meijer等，2010；Moergel等，2014；Moxley等，1997；Schache等，2008）。

然而，随着种植体的应用越来越广泛，即使种植体相关并发症的发病率极低，但是牵涉的数量巨大，因此可能在临床实践中会更频繁地看到。

为了鉴别风险患者，我们在一项回顾性研究中调查了所有与种植体相关肿瘤的风险因素。15年中，在我们的临床科室，已经治疗了15例种植体相关肿瘤。其中9位患者有口腔肿瘤病史，但是无法假设因果模型。有趣的是，从种植体植入到肿瘤发生的潜伏期的延长变得越发明显，在我们的患者（53.4个月）和可获得的文献中的患者（51.6个月）都可观察到。因为性别比例几乎平衡，因此这些发现强调了种植体对于口腔癌患者口面部修复重建的临床相关性（Korfage等，2010；Nelson等，2007；Tang等，2008；Schiegnitz等，2014）。最可能的临床表现是毗邻种植体的外生性团块和放射线透射影。这两种表现都有可能类似于良性的种植体周炎。

本病例中的女性患者先前没有口腔癌，并且否认吸烟、饮酒等可致癌的不良习惯。此外，她表现出种植体周炎的症状，即对侧象限的种植体周围有边缘骨吸收，因此更易引起误导。

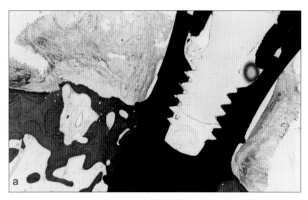

图6a～c　组织学检查发现肿瘤与种植体有直接接触，且明显侵犯了皮质骨。甲苯胺蓝，原始放大率×100（a，c）和×200（b）

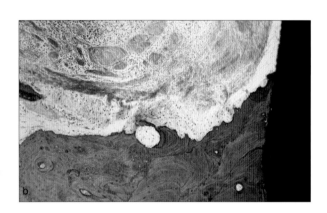

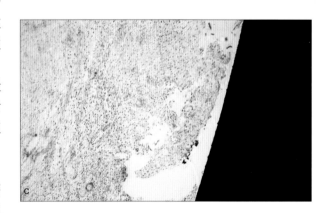

肉眼可见的溃疡性红斑表现是一个重要的临床症状，是高风险病损的特点，因为溃疡性红斑有很高的恶变潜能（Reichart和Philipsen，2005）。如我们收集的患者所显示，有口腔癌病史的患者有风险发生继发肿瘤，因此应该小心检查宏观的黏膜改变。由于慢性牙周炎作为一种慢性炎症过程，已经被描述为口腔肿瘤发展的独立风险因素，因此若种植体周炎对局部治疗无效时可以切取活组织进行组织学检查，患者可能从中额外获益（Moergel等，2013；Tezal等，2007）。

作为一种临床推论，有头颈部癌病史的患者存在发生继发肿瘤的风险。在这些患者中，若持续的种植体周围感染不典型且局限于单个种植位点，则应进行活组织检查排除继发性肿瘤的可能。

9.2.4　与种植体周围组织相关的外周型巨细胞肉芽肿

M. M. Bornstein

颌骨巨细胞肉芽肿（GCG）是一种良性反应性病变，病因未明，与巨细胞瘤（破骨细胞瘤）无关，后者是一种具有局部破坏性和侵袭性的良性肿瘤（Jundt等，2005）。根据首次诊断的部位，巨细胞肉芽肿分为中心型（CGCG）和外周型（PGCG）。CGCGs位于颌骨内，可表现为单房或多房的放射线透射影像。它在人群中的发病率很低。好发于下颌骨，多见于儿童和30岁以下的青年人，女性更高发（Heithersay等，2002）。CGCGs的临床表现多样，可表现为无症状的缓慢性肿胀，也可表现为侵袭性病变，引起疼痛、发病部位的颌骨骨皮质穿孔和牙根吸收（de Lange等，2007）。文献中报道最多的治疗方法是手术刮除，或者对于侵袭性病变行切除术。但手术刮除对颌骨、邻牙或牙胚造成的损伤通常难以避免，复发率也较高。近年来，有报道可采用更微创的治疗方法，如在病损内注射皮质类固醇（Ferretti和Muthray，2011）。

外周型巨细胞肉芽肿（PGCG）是少见的发生于牙龈和牙槽嵴的外生性病变，但比CGCG更常见（Motamedi等，2007）。PGCG同样好发于年轻患者，下颌骨多发，无显著性别差异，复发率较低。PGCGs确切的病因未明，但据推测病变可能来源于黏骨膜或牙周膜，是局部组织对创伤和刺激的反应，刺激因素包括拔牙、不良修复体、义齿不合适、菌斑牙石堆积以及食物嵌塞（Mannem和Chava，2012）。治疗需要手术切除病变，并定期随访，观察是否复发（Banthia等，2013）。

以下将展示一个与种植体相关的外周型巨细胞肉芽肿病例的临床表现、影像学表现和组织学特点，并讨论可能的病因和转归。

病例报告

77岁女性患者，因下颌左侧切牙区种植体周围黏膜反复增生被转诊到伯尔尼大学口腔颌面外科。患者有吸烟史（15～20年吸烟史），因肌张力亢进和甲状腺功能低下口服药物。几年前曾行上颌左侧牙齿固定桥修复和下颌种植固定修复。修复体维护良好，未出现并发症，直至6个月前下颌左侧侧切牙种植体出现了种植体周炎的症状。此后短时间内，种植体周围黏膜扩大、增生，并出现了之前提到的情况。

本次就诊之前的6个月之内，增生的病变曾在外院切除3次，但均随后很快复发。首次切除的标本未做组织病理学检查，但第2次、第3次切除的标本做了病理分析。第1次病理检查无法得出确切结论，黏膜增生物被初步诊断为骨细胞化生的纤维性增生。第2次样本——与第1次样本送检和诊断的时间间隔不到3个月——发现了大量多核巨细胞。因此在转诊时诊断为下颌左侧侧切牙种植体周围黏膜的PGCG。

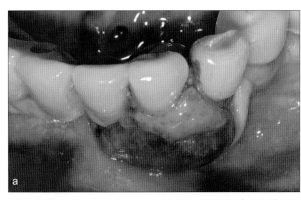
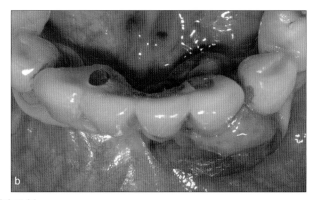

图1　初诊检查。（a）颊面观。（b）𬌗面观可见病变延伸至牙槽突舌侧

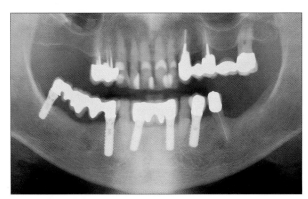
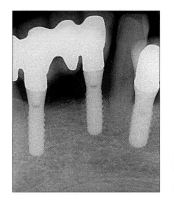

图3　初诊根尖放射线片。下颌左侧侧切牙种植体周围的牙槽嵴顶骨吸收

图2　初诊的曲面体层放射线片

初诊时病变位于下颌左侧侧切牙位点种植体的颊、舌侧，大小1.0cm×1.5cm，颜色发红，被纤维组织部分覆盖（图1）。种植体是固定桥修复的一部分，桥体范围从下颌右侧侧切牙至下颌左侧侧切牙。下颌尖牙尚存。下颌左侧侧切牙位点种植体有种植体周炎的临床表现和影像学表现（图2和图3）。另外，下颌左侧尖牙有进行性的附着丧失和松动。患者对于增生的病变并未感觉疼痛，但在咀嚼和口腔清洁时感觉不适。

首次治疗包括局麻下用手术刀和CO_2激光切除PGCG和清洁植体表面（图4）。切除后的样本送组织病理学检查，再次确诊了PGCG（图5）。

首次治疗后愈合良好，但术后1个月病变复发，这也是7个月之前首次切除后第4次复发（图6）。经牙周科会诊，决定拔除下颌左侧尖牙，更彻底地切除病变，包括对种植体周围骨质做环形修整（图7）。组织学检查再次确诊PGCG。但是很遗憾，术后3周病变又第5次复发（图8）。

再次经多学科会诊，制订了如下治疗方案：拔除下颌左侧侧切牙种植体；下颌左侧第一前磨牙至下颌右侧侧切牙行临时固定修复。患者同意了治疗方案。拔除下颌左侧侧切牙种植体后（图9），院外制作临时固定义齿。之后病变再未复发（种植体拔除后4.5年）。

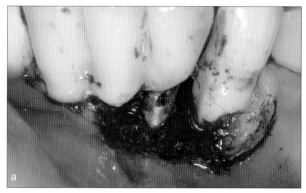
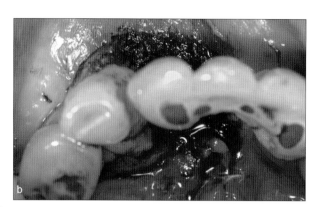

图4　第一次用CO_2激光切除病变后。（a）颊面观。（b）𬌗面观

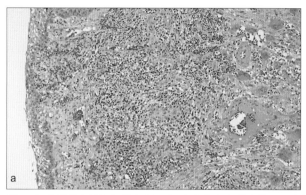
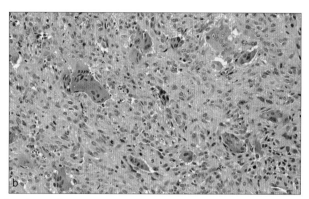

图5　切除后样本的组织学表现。（a）大体观表现为薄层上皮角化不全，上皮下：高度血管化的结缔组织，包括多种成纤维细胞和组织细胞（HE染色；原始放大倍数×10）。（b）高倍镜下可见富含细胞的结缔组织中含多核巨细胞（HE染色；原始放大倍数×20）

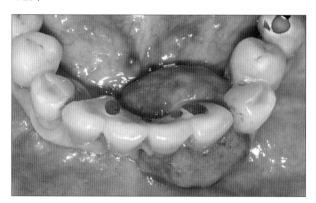

图6　切除后1个月PGCG复发（第4次复发）

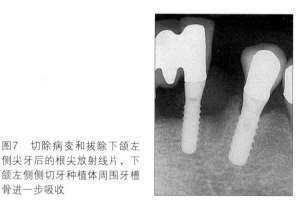

图7　切除病变和拔除下颌左侧尖牙后的根尖放射线片，下颌左侧侧切牙种植体周围牙槽骨进一步吸收

图8　在切除病变和拔除下颌左侧尖牙后1个月PGCG复发（第5次复发）

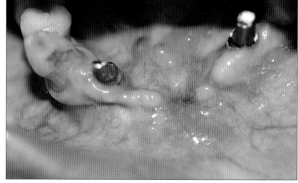

图9　拔除下颌左侧侧切牙种植体后，戴入临时固定桥之前（下颌右侧侧切牙–下颌左侧第一前磨牙）

表1 2014年之前种植体相关的PGCG病例的文献回顾

作者	年龄/性别	部位	治疗（最初）	复发	种植体存留
Hirshberg等，2003	31/m 69/m 44/f	上颌 下颌 下颌	刮除/切除 刮除/切除 刮除/切除	是 是 是	是 否/拔除 否/拔除
Bischof等，2004	56/f	下颌	刮除/切除	否	是
Cloutier等，2007	21/m	下颌	切除/拔除	否	否
Scarano等，2008	48/f	上颌	切除/软组织移植	否	是
Özden等，2009	60/f	下颌	刮除/切除	否	是
Hernández等，2009	45/f 36/f 62/f	下颌 上颌 下颌	刮除/切除 刮除/切除 切除	是 是 否	否/拔除 否/拔除 是
Olmedo等，2010	64/f	下颌	切除	否	是
Hanselaer等，2010	33/f	上颌	刮除/切除	否	是
Peñarrocha-Diago等，2012	54/f	下颌	刮除/切除	否	是
Galindo-Moreno等，2013	74/m	上颌	切除	否	是
本病例2014	77/f	下颌	切除	是	否/拔除

m=男性；f=女性

讨论

在文献中，PGCGs的病例有几百个（Giansanti和Waldron，1969；Katsikeris等，1988；Mighell等，1995；Buchner等，2010），但是与种植体周围黏膜相关的病例很少见。目前为止，文献上仅有14个关于种植体周围PGCGs的病例报告（表1）。与天然牙周围的PGCGs相似，这些病例似乎与局部慢性刺激和炎症有关。刺激因素包括菌斑牙石堆积、粘接剂之类的异物的存在（Peñarrocha-Diago等，2012）。PGCGs也与种植前的拔牙创伤有关（Hirshberg等，2003）。

本病例中种植体已经使用了数年，因此不太可能是拔牙后的创伤和慢性刺激所致。但是种植体周黏膜炎和种植体周炎可能是导致下颌左侧侧切牙种植体周围PGCGs形成和生长的刺激因素。在诸如种植体周炎的炎症过程中，种植体粗糙表面的暴露导致菌斑聚集和局部慢性刺激，也可能是PGCG的病因（Cloutier等，2007）。此外，种植修复体边缘不合适，导致菌斑聚集和对软组织长期刺激，也是PGCG的可能原因（Özden等，2009）。

文献中的14个病例，有5个病例报道了种植体周围PGCG存在手术后复发的情况（表1）。因此，种植体相关的PGCGs的复发率比天然牙更高，天然牙报道仅有10％复发率（Mighell等，1995）。这也许可以解释病例报道的因进行性骨吸收导致种植体脱落/拔除的高发生率。在本病例中，种植体周围的骨吸收极有可能在初诊时就已存在，因为患者和转诊医师记录过种植体周炎发生的情况。但由于反复的手术干预，包括骨修整术（种植体拔除和PGCG切除之前有4次干预），骨吸收进一步加剧。

关于角化黏膜上迅速增生组织的诊断流程，非常有必要进行组织病理学检查来明确诊断。种植体周围PGCGs的鉴别诊断与天然牙一样，包括与PGCG有类似临床表现的CGCG骨穿孔，化脓性肉芽肿、纤维瘤或纤维性增生、周围性骨化纤维瘤、其他部位来源的转移癌（乳腺、肺、前列腺）或Kaposi's肉瘤（Cloutier等，2007；Ferrazzini Pozzi等，2008）。此外，影像学特征也可以帮助判断病变是牙龈来源的或是颌骨中心来源的，在骨皮质穿孔以后向软组织表面侵袭的（Frei等，2012）。当怀疑病变是颌骨来源时，要加拍CBCT辅助诊断，尤其是鉴别良、恶性病变时（Bornstein等，2008）。

致谢

感谢瑞士伯尔尼Länggasse病理科的Hans Jörg Altermatt教授提供了准确的组织病理学诊断，并为本文手稿提供了相关数据。

9.2.5 种植体周炎引起的双膦酸盐相关性颌骨坏死

M. M. Bornstein

介绍

双膦酸盐多用于治疗恶性肿瘤相关的骨质溶解（如前列腺癌或乳腺癌骨转移，多发性骨髓瘤），甲状旁腺功能亢进引起的高钙血症，Paget's病或骨质疏松症（Migliorati 2003；Hubner和Houston，2005）。文献中还提到可用于其他疾病的治疗，如颌骨的巨细胞病变、成骨不全、纤维结构不良、Gaucher's病或慢性复发性多灶性骨髓炎（Landesberg等，2009）。对于口服或静脉注射双膦酸盐的患者，颌骨坏死是一个主要的并发症。2003年首次报道了静脉注射帕米膦酸和唑来膦酸出现双膦酸盐相关性颌骨坏死（BRONJ）的副作用。这些药物是用于控制乳腺癌、前列腺癌的骨转移和多发性骨髓瘤（Marx，2003；Migliorati，2003；Ruggerio等，2009）。虽然每个医师对BRONJ的诊断略有不同，但是BRONJ的诊断需要包括以下特点（Ruggerio等，2009）：曾经或正在接受双膦酸盐治疗（口服或静脉注射），口腔颌面部骨暴露超过8周并且没有愈合倾向，无颌骨放疗史。

BRONJ的风险因素包括双膦酸盐的暴露时间（Bamias等，2005）和双膦酸盐的种类，唑来膦酸有更高的累积风险（Boonyapakorn等，2008；Walter等，2008）。静脉注射双膦酸盐会将BRONJ的风险提高4.4倍（Cartsos等，2008）。口腔黏膜和骨的创伤诸如拔牙和口腔手术包括种植手术，是导致BRONJ发生的风险因素和刺激因素（Badros等，2006；Boonyapakorn等，2008；Bornstein等，2009；Madrid和Sanz，2009）。

本病例描述了上颌骨与下颌骨伴有种植体周炎的种植体周围BRONJ的发展过程，患者患有多发性骨髓瘤，长期静脉注射唑来膦酸和帕米膦酸。之后还将讨论对于长期使用的种植体发生BRONJ的临床和影像学特点、风险因素以及对于有全身系统疾病风险患者的治疗措施。

病例报告

82岁女性患者，因下颌右侧（下颌右侧第二前磨牙种植体）和上颌左侧（上颌左侧尖牙种植体）持续性不适被转诊至瑞士伯尔尼大学口腔颌面外科。患者在既往30年时间内（20世纪80年代至20世纪90年代）曾在上颌与下颌植入多颗不同种类的种植体，在上颌种植体和下颌天然牙上行活动义齿修复。下颌右侧后部种植体上行2个单冠夹板相连修复。患者对下颌局部义齿不能忍受，已经近10年不戴。种植体植入多年未出现并发症，但是几年前，种植体下颌右侧第二前磨牙、下颌右侧第一磨牙和上颌左侧尖牙开始出现了种植体周炎的症状，伴有局限性骨吸收。患者在私人诊所治疗了炎症，3颗种植体周围的骨吸收不再进展，直至1.5年前（图1～图3）。

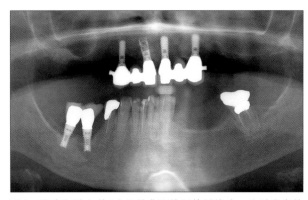

图1　患者初诊之前6个月的曲面体层放射线片。此时患者的多发性骨髓瘤情况恶化，治疗改为大剂量静脉注射帕米膦酸（Aredia）。下颌右侧第二前磨牙、下颌右侧第一磨牙和上颌左侧尖牙种植体周围的牙槽嵴顶有骨吸收（种植体周炎）。此前患者曾在私人诊所治疗炎症，炎症得到了控制

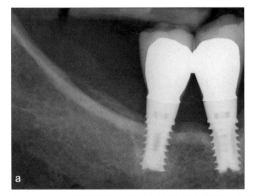 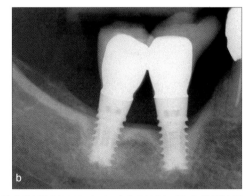

图2a，b　下颌右侧第二前磨牙与下颌右侧第一磨牙种植体和联冠在1994年（a）和2005年（b）拍摄的根尖放射线片，此时患者健康状况尚未恶化且未改用大剂量帕米膦酸（Aredia）

图3　与上颌左侧中切牙种植体夹板相连的上颌左侧尖牙种植体的根尖放射线片，拍摄于患者健康状况恶化及改用大剂量帕米膦酸（Aredia）之前的半年

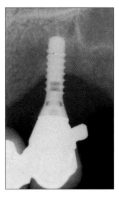

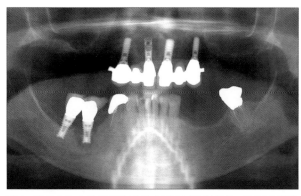

图4 患者初次来我科就诊时的曲面体层放射线片。下颌右侧第二前磨牙和上颌左侧尖牙种植体周围出现进行性骨吸收和死骨征象。种植体周围的死骨看似附着于种植体表面

患者在8年前被诊断为多发性骨髓瘤（根据Durie-Salmon分级为III级；Sailer等，1995），确诊之后首先接受美法仑和泼尼松化疗。之后静脉注射双膦酸盐，起初是帕米膦酸（pamidronic acid, Aredia；Novartis, Basel, Switzerland）持续了4年，随后改为唑来膦酸（zoledronic acid, Zometa；Novartis），持续3.5年。在此治疗期间，肿瘤被有效控制，甚至有部分缓解；患者在此期间没有症状。在来我科就诊半年前，多发性骨髓瘤进一步发展和恶化，因此用药改为大剂量静脉注射帕米膦酸（Aredia）。在病情恶化和用药调整之后，患者很快感觉下颌右侧（下颌右侧第二前磨牙种植体）和上颌左侧（上颌左侧尖牙种植体）的不适加重。

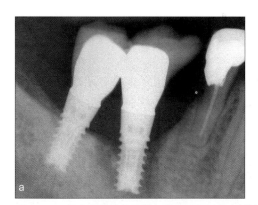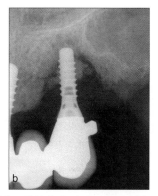

图5a，b 根尖放射线片更详细地显示了下颌右侧第二前磨牙种植体（a）和上颌左侧尖牙种植体（b）周围骨质的病变情况

患者初次来我科就诊时，上颌的疼痛更明显。临床检查发现下颌右侧第二前磨牙和上颌左侧尖牙种植体很稳定，可能是因为和下颌右侧第一磨牙及上颌左侧中切牙种植体夹板固定在一起所致。种植体周围的黏膜无明显的炎症，探诊无明显出血或分泌物。但这2颗种植体的探诊深度均明显增加，达到10mm。与之前的影像学检查相比，下颌右侧第二前磨牙种植体和上颌左侧尖牙种植体的曲面体层

放射线片和根尖放射线片（图4和图5a，b）均表现出进行性骨吸收以及死骨的征象。种植体周围的死骨看似附着在种植体表面，种植体周围的骨质有骨硬化表现，与典型的种植体周炎的影像学表现有较大差异。根据既往史、临床症状和影像学特征，诊断为下颌右侧第二前磨牙种植体和上颌左侧尖牙种植体周围的BRONJ。

初诊的治疗方案是保守治疗，包括每隔6~8周定期复诊，用氯己定和双氧水漱口水清洗下颌右侧第二前磨牙和上颌左侧尖牙种植体。起初患者的主观症状缓解，但是半年后患者自觉右下颌疼痛加剧。主治医师首先分离了下颌右侧第二前磨牙和下颌右侧第一磨牙种植体，在另一次复诊中拔除了下颌右侧第二前磨牙种植体。拔除种植体之后，患者情况恶化，下颌右侧的疼痛和颏部麻木（感觉减退）加剧。

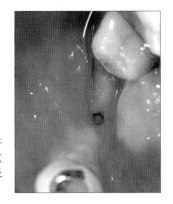

图6 在下颌右侧第二前磨牙种植体拔除之后前2周，该区域无炎症迹象，但是可探及暴露骨面

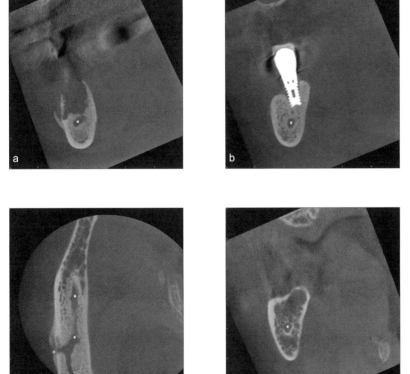

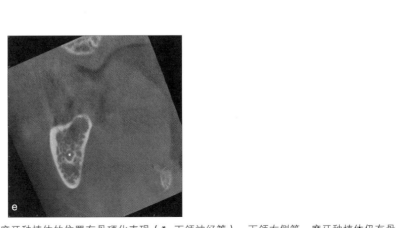

图7a~e CBCT显示在原先下颌右侧第二前磨牙种植体的位置有骨硬化表现（*=下颌神经管），下颌右侧第一磨牙种植体仍有骨结合（b，c）。骨硬化封闭了该区域的下颌神经管，在下颌骨颊侧可见骨膜成骨（a，d；+=颏孔）。在拔除下颌右侧第二前磨牙位点，可见一个广泛骨质溶解的区域和可疑的死骨形成（a，c）。在可疑BRONJ区域的远中，可见正常的外侧骨皮质线、骨髓内骨小梁结构和薄层骨皮质包绕的下颌神经管结构（d，e）

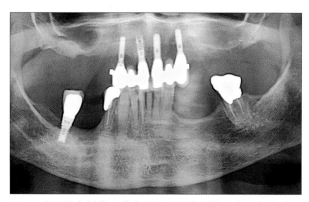

图8 对下颌右侧第二前磨牙和下颌右侧第一磨牙位点进行BRONJ手术修整之后6年的曲面体层放射线片，下颌后部的骨质已经再生，从影像学表现来看，上颌与下颌存留的种植体的状况很稳定

在随后的复诊中，拔除种植体的下颌右侧第二前磨牙位点未表现出任何炎症征象，但是在原来的种植窝内可探及骨面暴露（图6）。锥束CT（CBCT，图7a～e）显示在原先下颌右侧第二前磨牙的位点上有骨硬化表现，在下颌右侧第一磨牙位点上仍有骨结合。骨硬化封闭了下颌神经管，在下颌骨颊侧可见骨膜成骨。在下颌右侧第二前磨牙位点可见大范围的骨质溶解区域和可疑的死骨形成。在可疑BRONJ区域的近远中，下颌骨的影像学表现显著不同，可见正常的外侧骨皮质线、骨髓内骨小梁结构和薄层骨皮质包绕的下颌神经管。

根据这些表现，怀疑下颌骨进行性BRONJ，需要进一步手术治疗。患者被转诊到伯尔尼大学附属医院的颅颌面外科，在此治疗BRONJ的主要方法是死骨切除术，下颌骨去骨皮质术和下颌神经移位术。术后创口愈合状况良好，下颌颏神经的感觉异常有所缓解。在这些治疗程序之后，医师计划进行左侧上颌前部种植体周炎和BRONJ的手术治疗，但是患者拒绝了。患者被转诊给口腔保健医师，每隔6～8周复诊，用氯己定和双氧水漱口水对上颌左侧尖牙种植体抗感染处理。患者每隔6个月到颅颌面外科复诊，在此治疗方案下患者情况稳定，持续了6年以上（图8）。

讨论

BRONJ的临床表现通常包括骨暴露，高达69%的病例都会引发疼痛（Ruggerio和Woo，2008）。影像学上，BRONJ表现为硬骨板增厚，牙周膜间隙增宽，骨质溶解，广泛的骨硬化和拔牙窝愈合不良或不愈合（Phal等，2007；Arce等，2009）。在本病例中，没有看到明显的死骨暴露，但是患者有不定时的疼痛发作，并且CBCT的影像学表现很典型，和文献中对BRONJ的描述一致（Stockmann等，2010）。结合临床和影像学特征有时也难以区分BRONJ和颌骨的恶性肿瘤或转移癌所导致的骨溶解（Arce等，2009；Frei等，2010）。BRONJ的典型特征是在受累的颌骨区域通常都有放线菌和其他细菌的存在，这说明细菌感染在BRONJ的发病机制中起到了重要作用（Hansen等，2007）。

口服或静脉注射双膦酸盐是导致种植失败的明确的风险因素。种植失败可能发生在服用双膦酸盐的患者植入种植体之后，或者是原先骨结合良好的种植体，当患者因为骨肿瘤或骨质疏松症而开始服用双膦酸盐之后导致种植失败。Goss等（2010）在一项有16000位患者、28000颗种植体的大样本调查中，发现7例因为骨质疏松症口服双膦酸盐而导致种植失败的病例。3个病例是手术后失败的，4个是原本成功的病例，但是在患者被诊断为骨质疏松症并开始服用双膦酸盐之后出现了骨结合丧失。学者们做了如下计算——假定5%患者口服双膦酸盐，每114名接受治疗的患者中就会有1名（0.89%）发生种植失败，包括BRONJ。

发生在种植术后几周或几个月的BRONJ被视为是手术并发症（Kwon等，2014）。如果BRONJ发生在术后6个月以上，则不认为种植手术是一个致病因素。有趣的是，种植体相关的BRONJ系列病例研究发现，种植手术和骨坏死发生的平均时间间隔是20.9个月（Jacobsen等，2012）。另外，14个病例中只有1个BRONJ病例是明确由手术引起的：一个女性患者，在上颌窦底提升术后同期植入种植体。学者们同时提到，种植体的位置会成为BRONJ发生和种植体脱落的一个影响因素。大部分病例都发生在后牙区，没有一例BRONJ发生在上颌前部。学者们认为这是因为后牙区对患者来讲更难清洁，因此发生种植体周炎和启动BRONJ发生的风险更高。

本病例展示了一位患者2颗种植体的失败，患者有种植体周炎和由于多发性骨髓瘤长期服用双膦酸盐的病史。健康状况随着双膦酸盐改为静脉注射及加大剂量以后进一步恶化。2颗种植体（下颌右侧第二前磨牙和上颌左侧尖牙）都表现出某种骨破坏形式，近期被命名为"整体腐离"型死骨（Kwon等，2014），它的特点是仍然保持种植体和骨的接触界面，但种植体周围的骨质持续吸收。有时种植体和附着其上的骨坏死分离成为一整块（图5a，b）。这种种植体周围的BRONJ也曾在其他病例报告（Shirota等，2009；Favia等，2011；Sverzut等，2012）和病例系列（Lazarovici等，2010；López-Cedrún等，2013；Kwon等，2014）中被报道。

从本病例以及文献中的数据可以了解到，不仅是种植手术，包括长期存留的种植体，尤其是种植体周围组织的状况都会成为口服或静脉注射双膦酸盐患者发生BRONJ的持续性风险因素（Shirota等，2009；Jacobsen等，2013；Kim和Kwon，2014；Kwon等，2014）。因此，对于口服或静脉注射双膦酸盐的患者，必须要小心设计和植入种植体，最好是采用微创的方法。另外，对于已经正常使用种植体的患者，接受双膦酸盐治疗会增加种植体周炎的风险，进而可能引起BRONJ并导致种植体脱落。因此，这些患者应该在较短的时间间隔内定期随访（每隔3~6个月）。

致谢
笔者感谢瑞士伯尔尼大学医院颅颌面外科的Tateyuki Iizuka教授对于患者诊断和治疗的帮助。

9.2.6 金属过敏

D. Wismeijer, D. Kruger, J. Muris

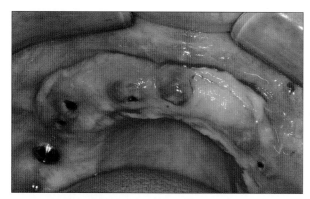

图1a 愈合帽周围的软组织有炎症表现

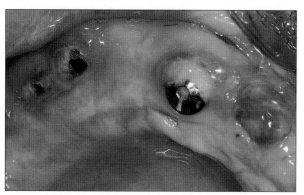

图1b 被切除以后、炎症复发、组织再次增生

2004年，患者首次来到ACTA大学本科生门诊就诊接受牙科治疗。患者是一名电视制片人，吸烟，工作压力大，且丈夫患病。患者拔除了上颌所有牙以及除了下颌左侧第一前磨牙之外的下颌尖牙、前磨牙和磨牙。

她戴用上颌总义齿和下颌支架义齿。2007年10月，患者由口腔颌面外科医师做了上颌骨增量；2008年3月，在同一个诊所植入了种植体（Biomet 3i，Palm Beach，Florida，USA）。

2008年，患者就诊于口腔种植修复科要求行种植修复。我们计划为她做一个种植体支持式覆盖义齿，患者询问是否可以做固定修复。为了满足患者的要求，我们在下颌植入4颗种植体（35，44：Straumann SP，直径4.1mm，长度10mm；36，46：Straumann SPWN，直径4.8mm，长度10mm；Institut Straumann AG，Basel，Switzerland），并且为患者做了一个三单位的固定桥和两个单冠修复。

下颌种植体于2008年8月在ACTA研究生门诊植入，为了修复治疗做准备及评估上颌窦底提升术，口腔颌面外科医师做了二期手术。在2008年10月，患者自觉上颌种植体愈合帽周围有疼痛和刺激症状。愈合帽周围软组织开始出现炎症表现（图1a）。软组织切除后仍然继续增生（图1b）。患者同时出现了过敏的症状和体征，手和脸皮肤开始出现问题（图2a，b）。

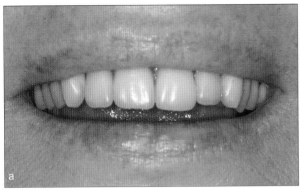
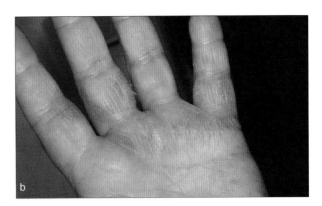

图2a，b　脸和双手出现皮肤问题

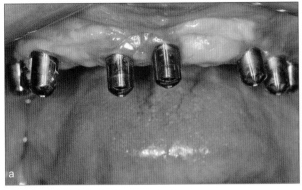
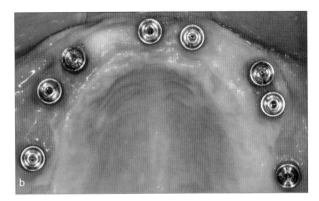

图3a，b　用钛制作的愈合帽替代原来的愈合帽

我们用钛愈合帽替代了原来的愈合帽（图3a，b）。1周以后，患者的问题消失了。鉴别诊断指出是由于愈合帽的金属材料引起过敏。材料被送到材料学院进行检测。

用阿肯色岩取了愈合帽上的一些样本，用能量弥散X射线光谱仪（EDX）进行分析。分析表明愈合帽中含有钯。在种植体上安装上部结构（图4）和带树脂基托的义齿（图5a，b）。下颌种植体用金属烤瓷冠和固定桥修复。

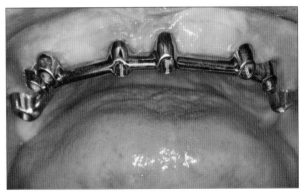

图4　8颗3i种植体的上部结构

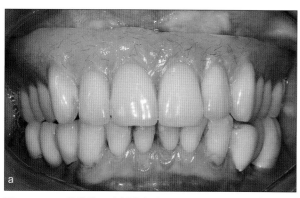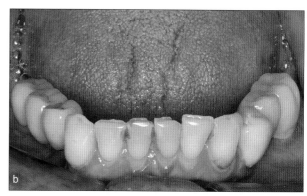

图5a，b　三单位的固定桥修复（下颌右侧第一前磨牙–下颌右侧第一磨牙）（a）和2个单冠修复（下颌左侧第二前磨牙–下颌左侧第一磨牙）（b）

表1　ADX分析，新修复体（% w/w）

	金	铂	铜	锌	银	钯	铬	钼	钴
上部结构	86	11	2	1					
卡附着体	68	4	12	3	10	3			
上颌义齿，金属支架							28	10	62
下颌左侧第二前磨牙金属烤瓷冠	96	1	1	2					
下颌左侧第一磨牙金属烤瓷冠	85	11	1	2					
下颌右侧第二前磨牙/下颌右侧第一磨牙金属烤瓷冠	83	14	2	1					

在安装了上颌上部结构、下颌牙冠和覆盖义齿之后，上颌又出现了一些刺激症状。我们分析了在修复体中使用的材料，发现在覆盖义齿的卡附着体中含有少量的钯。当我们把卡附着体更换成不含镍、钯的合金材料以后，患者的症状消失了。

讨论

患者的既往史包含了几个危险信号。患者自述对创可贴、塑料手表带、某些品牌的除臭剂、青椒、金属镍和其他一些金属过敏，但不包括金和银。患者戴有铜制作的宫内节育器，但是对它并无过敏反应；患者还提到对于氨气和几种品牌的清洁剂过敏。

已知患者对镍过敏，这也许可以解释把原始愈合帽更换为钛愈合帽之后患者的反应。另一方面也提醒我们，对于有多种过敏表现的患者，最好做一个过敏原测试。因为直到我们做了过敏原测试以后才发现患者是对钯过敏，并且最初的愈合帽里也含有钯。

9.3 硬件并发症

9.3.1 螺丝固位金属烤瓷修复体的种植体折断后处理

H. P. Weber, A. Grous

种植体在修复后发生折断是最严重的并发症之一。这种情况通常发生于牙列部分缺失的病例（1.5%）。大部分种植体折断病例都发生于直径3.75mm，工业纯钛制成的种植体（Eckert，2010）。遗憾的是，大量关于种植体折断的病例都没有被处理该问题的临床医师报道或记录下来。

此篇病例报告描述了对一名中年男性患者下颌左侧第一磨牙位点种植体折断的处理。种植体做了螺丝固位的金属烤瓷冠修复（图1）。

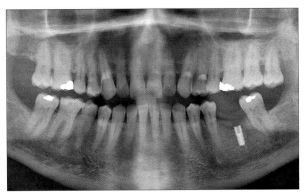

图1　曲面体层放射线片。折断的种植体为粗糙表面，外六角结构，直径3.75mm，长度11mm

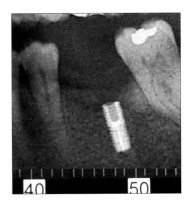

图2　下颌左侧第一磨牙位点的CT扫描，折断的种植体周围有骨吸收

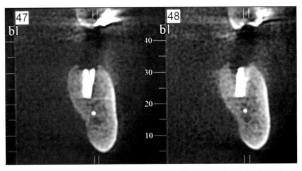

图3　下颌左侧第一磨牙位点的CT扫描，显示颊舌向截面和种植体与下牙槽神经的关系

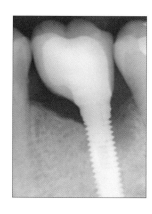

图4　根尖放射线片。下颌左侧第一磨牙种植体远中有骨吸收征象

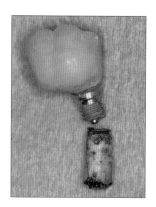

图5　折断后的种植体冠部包含螺丝固位的金属烤瓷冠。拔出种植体根尖部分，可见骨附着

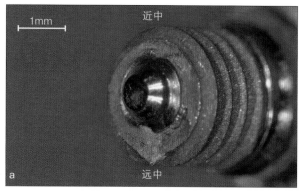

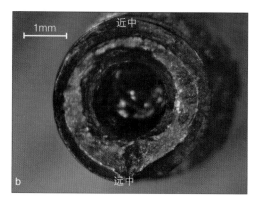

图6a，b　折断区域的立体显微镜成像

2000年，患者在拔除了折断的天然牙下颌左侧第一磨牙之后，即刻植入1颗外六角结构、粗糙表面的种植体（直径3.75mm，长度11mm）。在使用了12年之后（2012年2月），患者自觉种植体有轻微动度和咬合不适。根尖放射线片显示在种植体的远中有骨吸收，超过了基台螺丝连接的地方（图4）。这个区域是种植体最窄的部分，最容易受循环疲劳的损伤。在弯曲内力的作用下，钛合金可能不断产生疲劳并最终折断。微结构分析显示种植体折断的部位与疲劳引起的折断有相似的模式（Rangert等，1995）。

在局部麻醉下做传统的黏骨膜瓣翻瓣术，暴露折断的种植体，然后用4mm的空心钻取出种植体折断的根尖部分（Froum等，2011；Anitua 2010）。

图5显示折断线以下的种植体残片周围有骨附着。折断线位于种植体第3、第4螺纹之间，并且恰好位于修复基台螺丝的末端。

对折断线两侧的残片进行显微镜断面分析（图6a，b）发现了由于弯曲内力所致的张力。排除了骨结合失败和种植体周炎这两个原因导致的种植体折断。种植体折断与修复体的悬臂结构以及种植体的设计和直径（3.75mm）引起的问题有关。

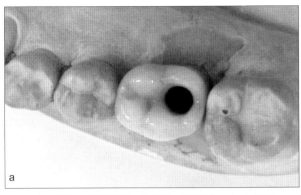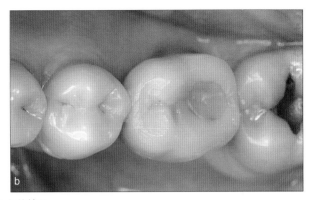

图7a，b　新的金属烤瓷冠，𬌗面观，在模型上（a）以及口内（b）的情况

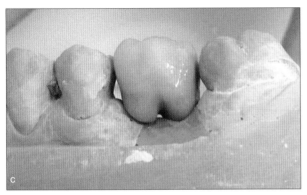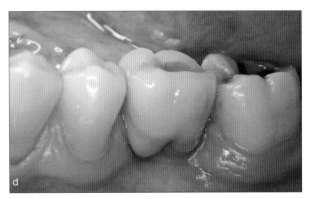

图7c，d　新的金属烤瓷冠，颊面观，在模型上（c）以及口内（d）的情况

种植体的折断是由多种因素导致的。

种植体折断可能是逐渐缓慢发生的，开始于种植体颈部发生部分骨吸收后产生的裂纹。由此产生了疲劳诱导的种植体折断，并且可能由于腐蚀（Reclaru等，1994；Olmedo等，2009；Adya等，2005）和种植体位置不佳导致的过度负荷进一步加剧。此种植体的位置向下颌左侧第一磨牙位点的远中偏离，产生了明显的近中悬臂的作用（Pjetursson等，2004；Romeo和Storelli，2012）。

虽然用空心钻去除种植体有些创伤性，但是在本病例中至少2/3长度的种植体周围的骨质是完好无损的。考虑到患者想要即刻种植和尽快修复的意愿，治疗方案要求在拔除折断的种植体后，即刻植入1颗直径更粗（5mm）、长度为11.5mm的种植体。新的种植体是锥形种植体，有微粗糙表面和外六角结构（NanoTite；Biomet 3iPalm Beach Gardens，Florida，USA）。

术后4个月，戴入1个新的螺丝固位的金属烤瓷修复体，并且用钛六角螺丝拧紧，扭矩达32Ncm（图7a~d）。

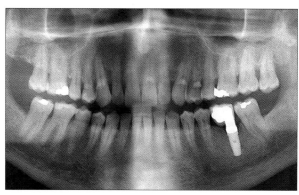

图8　重新植入种植体之后12个月，修复之后的曲面体层放射线片

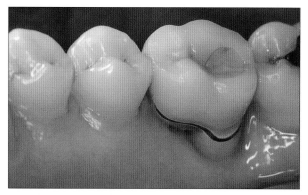

图9　术后12个月的殆面观

讨论

种植体折断的病因是多因素造成的，并且许多因素是相互作用的。关于种植体折断的循证医学的文献还无法得出确切结论。从有限的研究结果来看，似乎种植折断更经常发生在部分牙列缺损的病例而不是牙列缺失的病例。大部分的折断部位位于基台螺丝衔接处的下方。在此区域应力集中，种植体通常是中空的。在随访的过程中，医师应该尤其警惕螺丝松动和骨吸收。在磨牙区，应该避免无支持式的悬臂梁结构。对于有口腔副功能的患者应该制作殆垫，并且强烈建议患者佩戴。医师应该认真考虑修复设计和谨慎选择种植体的直径、长度，尤其是在咬合负荷较重的区域。

结论

骨结合的种植体发生折断是一个严重的并发症，通常需要拔除种植体残片。这个过程需要非常谨慎，因为有造成更大损伤的风险。治疗措施需要遵循循证医学的治疗方法和材料选择，旨在通过仔细的临床操作和必要的随访来达到完善的治疗效果。

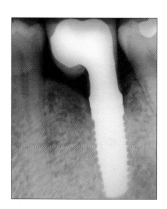

图10　术后2年的根尖放射线片。种植体周围的骨质情况稳定

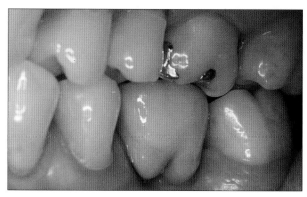

图11　术后2年的临床随访，种植体支持式的修复体处于正中殆的位置

9.3.2 对于合并多种生物学、机械并发症及种植失败患者的再治疗

S. Hicklin, S. Tettamanti, U. Brägger

一位66岁的患者，因为上颌右侧（x-13-x-11）牙支持式的固定桥（FDP）固位力丧失来就诊。下颌全牙弓种植体支持式修复体（x-i34-i33-x-x-x-x-i43-i44-x）有严重的磨损。

他既往有高血压病史，服用降压药控制，轻度吸烟（2～3支/天）。大约5年前在外院进行咬合重建，治疗花费的时间很长。在修复体制作期间，临时修复体就曾出现多种并发症。

临床诊断和发现

经过全面的临床和影像学检查得出了以下结论和诊断（图1a，b至图3）：

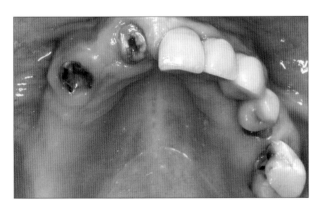

图1a 治疗前上颌的𬌗面观

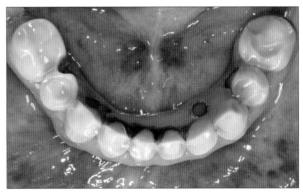

图1b 治疗前下颌的𬌗面观

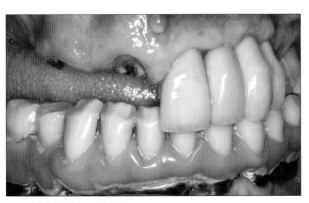

图2 治疗前前牙区的表现

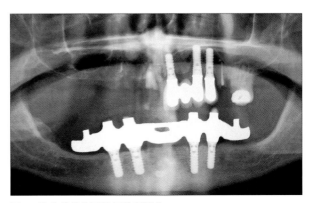

图3 治疗前的曲面体层放射线片

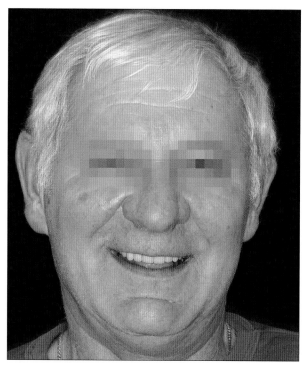

图4 在上颌右侧局部固定桥丧失之前患者的笑线，说明上颌牙是明显可见的

口内情况

- 多牙缺失
- 上颌右侧尖牙、上颌右侧中切牙、上颌左侧第二前磨牙残根
- 上颌左侧第一磨牙有深龋洞和根尖周低密度影（无活力）
- 上颌左侧中切牙和上颌左侧尖牙种植体行固定桥修复，上颌左侧第一前磨牙种植体是单冠修复
- 下颌种植体支持式的丙烯酸树脂支架义齿因为患者有口腔副功能而磨损严重

功能和咬合

- 由于磨耗和下颌修复体磨损严重，导致颌间距垂直高度降低

牙周/种植体周围情况

- 口腔卫生状况差
- 上颌左侧中切牙、上颌左侧第一前磨牙、下颌左侧第一前磨牙、下颌左侧尖牙、下颌右侧尖牙和下颌右侧第一前磨牙有种植体周黏膜炎

- 上颌左侧尖牙种植体有种植体周炎和骨缺损

美学效果欠佳

- 垂直距离和面部高度不足
- 上颌多颗牙缺失

治疗计划

整体考虑

由于根管龋坏和余留的牙体组织少，因此需要拔除上颌右侧尖牙、上颌右侧中切牙、上颌左侧第二前磨牙。上颌需要重新制作可摘义齿。将余留的上颌左侧中切牙、上颌左侧尖牙和上颌左侧第一前磨牙种植体纳入新的修复体中。为了获得足够的垂直咬合距离，计划在下颌余留的种植体上重新制作修复体。上颌牙的长度足够，所以需要在下颌加高咬合距离（图4）。为了减少费用，决定调改现有的修复体，而不是重新制作。

新的修复体计划加高4mm的咬合垂直距离，为上颌与下颌牙弓之间提供了足够的间隙，创造了理想的殆平面和正确的面部比例。

口腔卫生护理阶段

- 上颌佩戴临时可摘义齿
- 拔除上颌右侧尖牙、上颌右侧中切牙、上颌左侧第二前磨牙和上颌左侧第一磨牙残根；创造一个理想的口腔卫生状况（指导和鼓励）
- 由洁牙士清理种植体表面的沉积物，规律使用抗菌剂（氯己定）

手术阶段

- 术前评估：正中殆上殆架，在加高咬合垂直距离的基础上做诊断模型和诊断饰面
- 由牙周医师做上颌左侧尖牙种植体周围GBR或者拔除种植体
- 上颌右侧侧切牙和上颌右侧第一前磨牙，根据蜡型确定种植体位置

重建阶段

- 上颌使用可摘义齿，用4颗种植体（上颌右侧第一前磨牙、上颌右侧侧切牙、上颌左侧

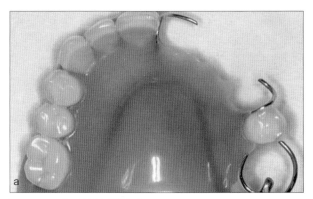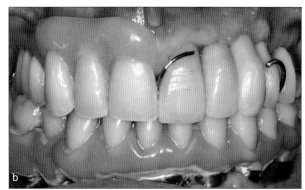

图5a，b　临时局部可摘义齿

中切牙、上颌左侧第一前磨牙）支持金属支架及树脂修复体
- 对现有的下颌全牙弓固定义齿进行调改，增加颌间距离

维护阶段
- 每隔3个月进行牙周支持治疗

治疗

口腔卫生护理阶段

在第一次急诊治疗中，在患者的习惯性颌位取了藻酸盐印模和咬合记录。为了快速建立功能和美学效果，制作了临时局部义齿（图5a，b）。

在临时修复之后，患者进行了全面的临床和影像学检查。口腔卫生护理阶段包括指导和鼓励患者刷牙及使用牙间隙刷（下颌）以维持良好的口腔卫生。建议患者使用氯己定漱口水，2次/天，每次1

分钟。由洁牙士清除牙石和菌斑。

拔除上颌右侧尖牙、上颌右侧中切牙和上颌左侧第二前磨牙残根。因为存在大龋洞、根尖周病变和预后不佳，也在此阶段拔除了上颌左侧第一磨牙。

在上颌右侧尖牙、上颌右侧中切牙、上颌右侧第二前磨牙和上颌左侧第一磨牙位点软组织愈合之后，用CORONAflex®device（KaVo，Biberach，Germany）去除水门汀粘接的种植体支持式固定桥（i21-x-i23）和上颌左侧第一前磨牙种植体上的单冠。在上颌左侧中切牙、上颌左侧尖牙和上颌左侧第一前磨牙种植体（图6a）上安装球附着体，患者戴着临时义齿用聚醚型印模材料取印模。可摘义齿被重衬和调改为3个球附着体固位的覆盖义齿（图6b）。

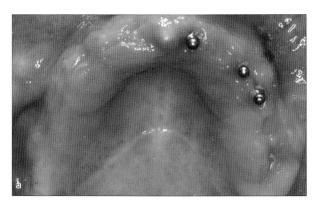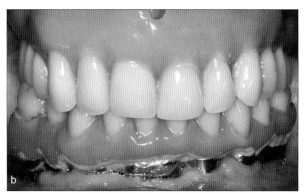

图6a，b　软组织愈合后和调改后的临时修复体

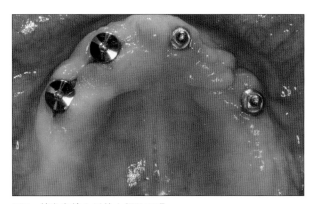

图7 基台安放之后的上颌𬌗面观

手术阶段

把蜡堤放置于丙烯酸基托上取正中咬合关系。在基托上用丙烯酸树脂牙试排牙，试戴以后复制模型制作放射线模板，通过CBCT评估上颌右侧种植体的理想种植位点。

获取CBCT数据之后，患者被转诊给牙周医师，评估上颌左侧尖牙种植体。根据专家意见，种植体周围无法实施GBR程序，因为骨缺损大且颊侧骨壁缺失。因此在右上区种植之前需要拔除上颌左侧尖牙种植体。

根据修复计划和CBCT结果，在上颌右侧侧切牙、上颌右侧第一前磨牙位点植入2颗种植体（RN；Institut Straumann AG，Basel，Switzerland）。愈合10周之后，连接基台（图7）。

重建阶段

4周之后，用聚醚型印模材料（Impregum®；3M ESPE，Seefeld，Germany）在种植体水平取开窗式印模。为了检验工作模型的准确性，用确认树脂定位器在口内检查钛杆是否被动就位（图8a，b）。

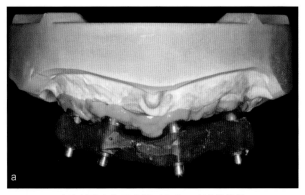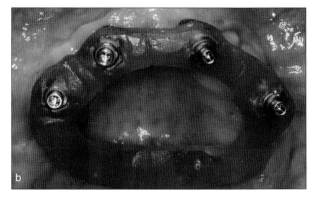

图8a，b 确认树脂定位器在模型上和口内试戴的情况

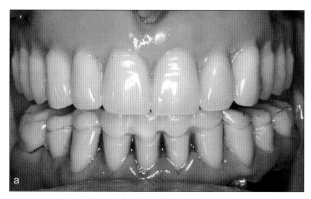
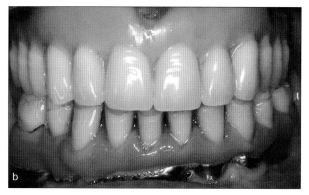

图9a，b　试戴上颌义齿蜡型，下颌用诊断饰面加高咬合垂直距离（息止颌间隙和正中关系）

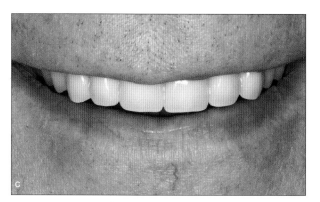

图9c，d　戴上义齿蜡型和诊断饰面之后的笑线和面部高度

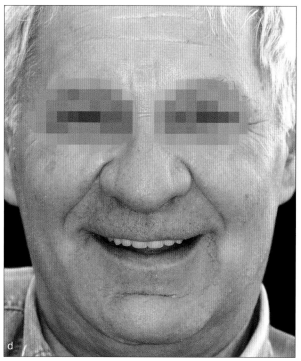

用树脂基托及蜡堤来确定垂直咬合距离以及记录上下颌位关系。制作上颌义齿蜡型及下颌修复体的诊断饰面。戴入咬合距离加高的修复体后，检验侧方𬌗（组牙功能𬌗）、发音、美学效果、𬌗平面以及面部高度（图9a～d）。

在蜡型和诊断饰面的基础上，用CAD/CAM设计和切削种植体支持式的钛支架。在模型上以及在口内用Sheffield测试仪检查支架是否被动就位。在确定CAD/CAM支架就位之后，技工室制作上颌义齿的钴铬合金支架。

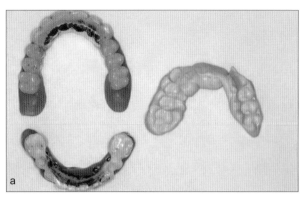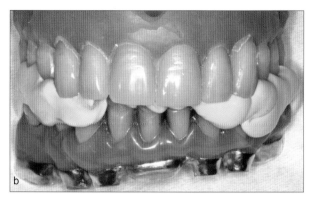

图10a，b 用上颌新的可摘义齿和固定在下颌已有修复体上的诊断饰面做咬合记录

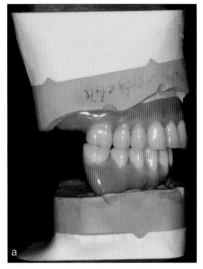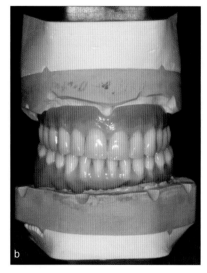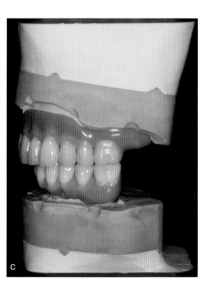

图11a～c 𬌗架上的最终修复体

试戴上颌修复体，检查美学效果、𬌗平面、发音和功能情况。用树脂将诊断饰面与下颌义齿粘接在一起，在正中𬌗取咬合记录（图10a，b）。

在技工室中完成上颌修复体的制作，颊侧做个性化的牙龈瓷（图11a～c）。

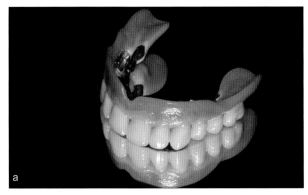

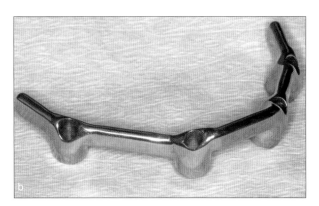

图12a，b　最终的上颌修复体和CAD/CAM钛杆

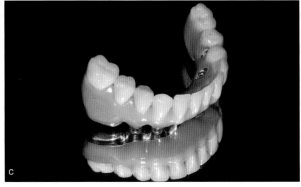

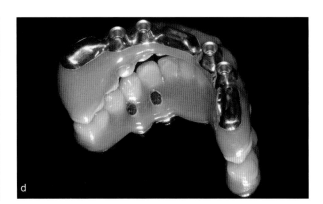

图12c，d　修复后的下颌修复体

将义齿从下颌支架上取下，义齿方便清洁，桥体外形有合适的凸度，和黏膜之间有一定的间隙，因此不需要调改。根据咬合记录（图10），重建咬合和下颌的人工牙、基托（图12a～j）。

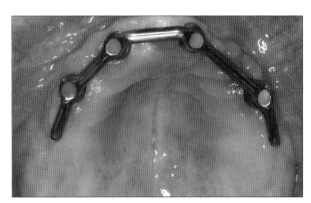

图12e　CAD/CAM杆

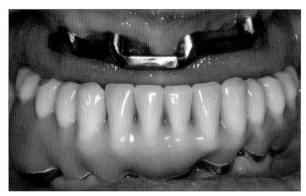

图12f 上颌支架和下颌的义齿

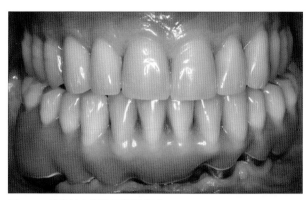

图12g 最终的上颌和下颌修复体

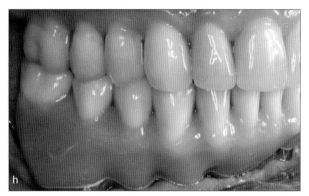

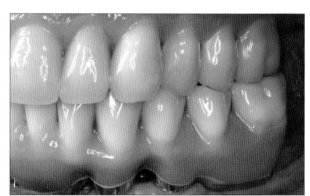

图12h，i 最终修复体的侧面观

图12j 最终修复体的微笑像和面部高度

维护阶段

每隔3个月做1次牙周支持治疗，为了防止修复体磨损，为患者制作了殆垫。

致谢

技工室程序

Elias Bühler—Bühler Dental Aesthetik，Zurich，Switzerland

9.3.3　氧化锆基台折断引起的工艺并发症的处理

T. Joda, U. Brägger

一位24岁女性患者，在拔除上颌右侧中切牙后，做了单牙种植体支持式的冠修复。植入1颗Straumann骨水平RC种植体（Institut Straumann AG，Basel，Switzerland）和同期骨增量（图1），并用种植体支持式临时修复体来塑形种植体周围的穿龈轮廓。在黏膜最终成形之后，用个性化印模帽转移牙龈形态，制作种植体支持式、螺丝固位的一体式牙冠，包括一个CARES®氧化锆基台（Straumann）和直接饰瓷贴面。

在第1次试戴最终修复体时，发现原始的CARES®氧化锆基台的根尖部分有明显折断。氧化锆断片残留在种植体上无法取出（图2a，b）。

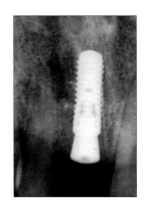

图1　上颌右侧中切牙位点植入Straumann骨水平RC种植体后的根尖放射线片

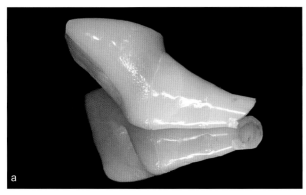
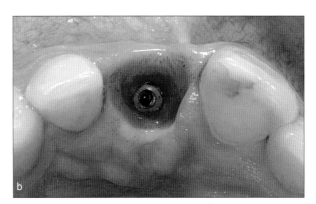

图2a，b　（a）折断的CARES®氧化锆基台。（b）上颌右侧中切牙种植位点的𬌗面观，氧化锆基台的断片卡在种植体上

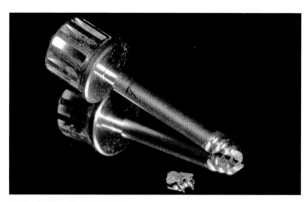

图3 折断的螺丝刀的螺栓

处理此并发症的目标在于采用非手术的方法，在不损伤种植体内部结构的前提下，去除环形的氧化锆残片。但由于氧化锆残片是环形的，无法用厂家传统的服务套装来处理，因为这些器械提供的钻是专为去除中央螺丝孔的残片所设计的（Luterbacher 等，2000）。

选择一个合适的螺丝取出螺栓来分离折断的残片，虽然处理非常谨慎小心，但是螺丝刀末端的螺栓折断在氧化锆环形残片内，并堵住了螺丝孔（图3）。

并且，临时修复体和折断的冠都无法就位进行临时修复。用自制的钢丝把牙冠粘到邻牙上进行固定，以保持种植体周围的黏膜形态（图4a～c）。

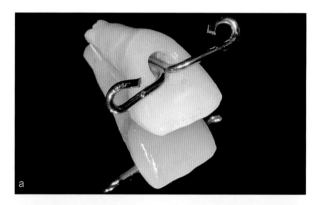

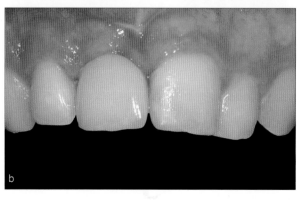

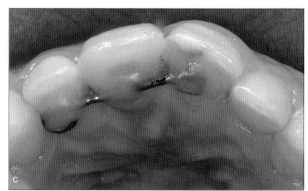

图4a～c 折断的种植体牙冠调改后（a）临时粘接到邻牙上以保持种植体周围黏膜的形态（b，c）

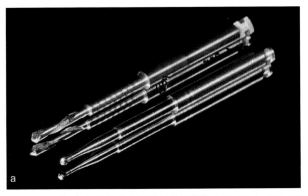
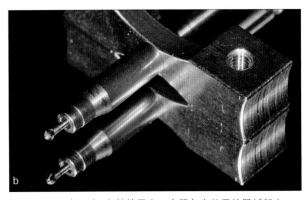

图5a，b （a）个性化小直径球钻的局部放大图（Jota AG, Rüthi, Switzerland）。（b）钻放置在厂家服务套装里的器械架上

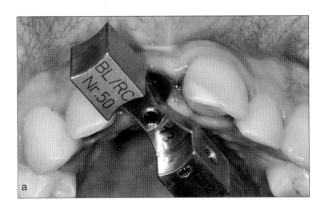

首先使用厂家的服务套装，尝试取出二次折断的氧化锆环形碎片和螺丝刀的螺栓，但是没有成功。

最终，需要制作一个个性化的钨钢球钻（Jota AG，Rüthi，Switzerland）。钨钢球钻的特点是拥有大约高达550GPa的杨氏模量，硬度是钢的2倍。个性化的球钻和厂家的器械有相同的钻柄设计（图5a，b）。为了保护种植体的内部结构，必须确定钻针的长度。个性化的小直径球钻工作端刚好可以制备一个中央通路，到达折断的螺栓处。

在间断钻磨、持续水冷却的过程中，在Straumann骨水平种植体（Brägger等，1995）导板的引导下，球钻方向与种植体长轴保持平行。持续钻磨之后，球钻与残片啮合，将残片从螺丝通道中取出（图6a～c）。

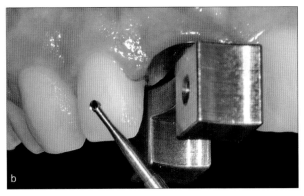
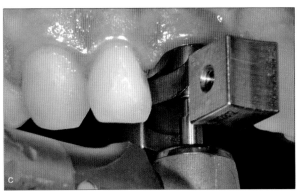

图6a～c （a）第1步，将特殊的钻引导器插入螺丝通道，引导牙钻进入。（b）个性化球钻。（c）钻磨过程中伴随冲洗

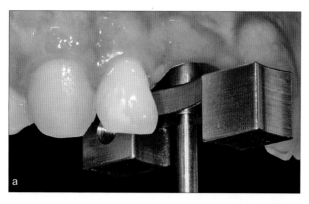

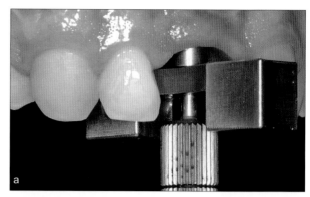

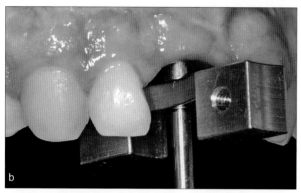

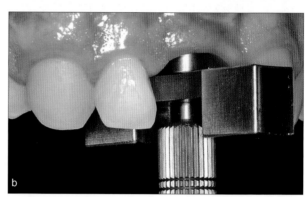

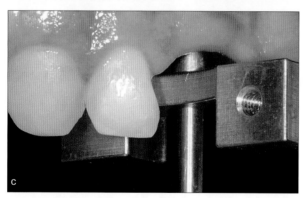

图7a～c　第2步，使用Straumann特制球钻间断钻磨，直至达到最终深度

图8a～c　第3步，对种植体螺纹进行重新攻丝（攻丝钻Ⅰ～Ⅲ）

在处理的第2步，使用厂家提供的钻可以到达特定的深度。用葡萄糖酸氯己定溶持续冲洗，去除残留的碎片（图7a～c）。

第3步，用Straumann攻丝钻Ⅰ～Ⅲ号重新攻丝种植体螺纹，同时用葡萄糖酸氯己定溶液彻底冲洗（图8a～c）。

最终，用非手术的方法成功取出了CARES®氧化锆基台的残片和螺丝刀的螺栓，并且没有损伤种植体的连接和骨-种植体界面（图9）。

逐级使用个性化球钻和厂家服务套装里的特制器械，最终挽救了被堵住的种植体，使之成功地进行新的冠修复（图10a～c和图11）。

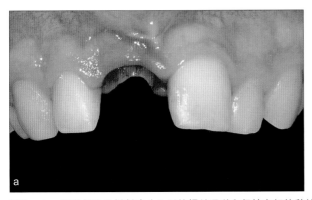 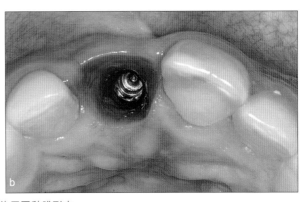

图9a，b　在微创取出折断残片之后的螺丝通道和保持良好的种植体周围黏膜形态

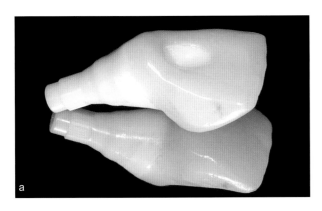 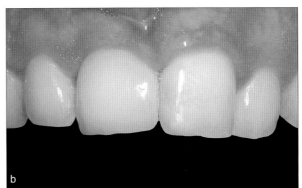

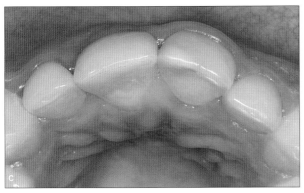 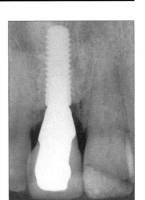

图11　上颌右侧中切牙种植体戴入牙冠后的根尖放射线片

图10a～c　（a）新的种植体支持式牙冠，带有CARES®氧化锆基台和直接饰瓷。（b）上颌右侧中切牙冠修复后的颊面观。（c）𬌗面观

9.3.4 下颌全颌弓种植体支持式金属/树脂修复体上反复的树脂断裂

J. Kan

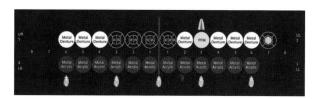

图1 治疗前的牙科记录表

一位77岁男性患者，因为下颌全颌弓种植体支持式固定桥的金属／丙烯酸树脂修复体反复断裂来就诊。同时，他还有软组织疼痛、上颌可摘局部金属／丙烯酸树脂义齿固位力和稳定性差的问题。上颌与下颌的义齿是2年前制作的，作为他全口修复的一部分（龋齿，磨耗，牙折）。

患者既往有高血压病史，服用降压药控制。

临床诊断和发现

全面的临床（口外和口内）和影像学检查提供了如下临床发现和诊断（图1和图2a～c）：

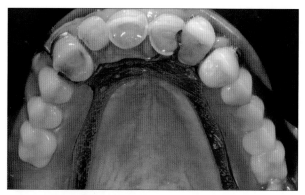

图2a 治疗前上颌的𬌗面观

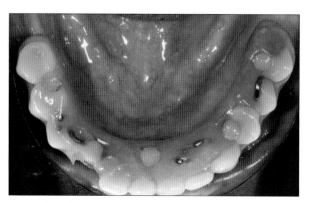

图2b 治疗前下颌的𬌗面观

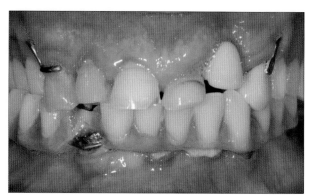

图2c 治疗前在牙尖交错𬌗时的正面观

功能和修复的问题

- 多颗牙缺失。余留牙：上颌右侧尖牙、上颌右侧侧切牙、上颌右侧中切牙、上颌左侧中切牙、上颌左侧尖牙、上颌左侧第二磨牙。
- 严重的牙齿磨耗导致临床冠高度降低：上颌右侧尖牙、上颌右侧侧切牙、上颌右侧中切牙、上颌左侧中切牙。
- 上颌丙烯酸树脂义齿和下颌固定桥都有严重的磨耗和断裂。
- 潜在病因：口腔副功能，外源性饮食引发的酸蚀症。

咬合问题

- 颌间距离降低
- 上切牙牙冠长度不足，𬌗曲线不佳
- 下颌修复体垂直向距离不足
- 右侧上下牙反𬌗

牙周/种植体周围的问题

- 附着丧失
- 广泛性中重度牙周炎
- 松动度：Ⅰ度（上颌右侧尖牙、上颌右侧侧切牙、上颌右侧中切牙、上颌左侧中切牙、上颌左侧尖牙）和Ⅱ度（上颌左侧第二磨牙）
- 种植体周黏膜炎：下颌左侧第一磨牙、下颌左侧尖牙、下颌右侧尖牙、下颌右侧第一磨牙和中线区
- 口腔卫生状况差

美学问题

- 牙的位置、轮廓、对称性不佳，还伴有着色

其他

- 上颌牙弓：牙弓形状可接受，中度牙槽骨吸收，正常的腭穹隆和前庭沟深度
- 下颌牙弓：牙弓形状可接受，中度牙槽骨吸收，正常的前庭沟深度

临床考量和治疗方案

患者的意愿 基于患者即使预后很差，也想保留所有的余留牙以及想解决义齿机械性磨耗和断裂的意愿，我们制订了多种治疗方案，主要目标是短期内解决上颌的问题，下颌制作远期长效的修复体。当上颌天然牙列出现问题时，考虑在上颌制作种植体支持式覆盖义齿或全颌弓的种植固定修复。

抬高垂直距离后重建 在垂直距离（vertical dimension of occlusion，VDO）加高了4mm（切牙间距离）后制作修复体增加垂直距离，可以提供足够的颌间距离，对于创造理想的𬌗平面和足够的软组织清洁空间非常必要，并且确保下颌固定修复的金属支架和树脂基托的稳定。VDO的增加改善了患者的颌面部外形，面部高度、比例、轮廓有了明显改善，并且建立了Ⅰ类咬合关系。

我们制订了如下治疗计划：

控制和保持阶段

- 饮食分析，规划预防性口腔卫生维护方案
- 由牙周医师处理牙周炎和种植体周围组织的问题
- 正中𬌗上𬌗架，按抬高的垂直距离制作诊断蜡型
- 上颌右侧尖牙、上颌右侧侧切牙、上颌右侧中切牙、上颌左侧中切牙做树脂核，剩余的修复体用丙烯酸树脂进行咬合面重衬
- 修复评估：观察患者的功能性适应（咀嚼、发音）、美学效果和舒适度

重建阶段

- 制作上颌可摘局部金属/丙烯酸树脂义齿
- 下颌全颌弓的种植体支持式金属/丙烯酸树脂固定修复

维护阶段

- 持续性的牙周和修复复诊及维护

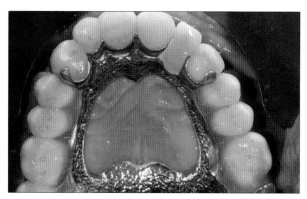

图3a　上颌可摘局部金属／丙烯酸树脂义齿。治疗后拾面观

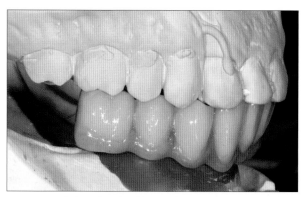

图3b　下颌全颌弓种植体支持式金属/丙烯酸树脂固定修复体的牙龈轮廓

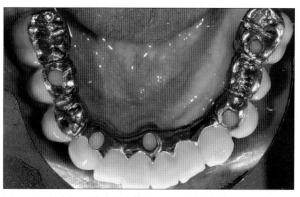

图3c　下颌全颌弓种植体支持式金属/丙烯酸树脂固定修复体，治疗后拾面观

修复体设计和结构

上颌可摘局部支架义齿　患者原来的上颌可摘义齿的支架采用了马蹄形的连接体设计，把牙槽嵴作为主承托区。在高度功能和副功能负荷的情况下，会对牙槽嵴的软组织造成创伤，尤其是缺牙区上颌左侧侧切牙和余留基牙上颌右侧尖牙、上颌右侧侧切牙、上颌右侧中切牙、上颌左侧中切牙、上颌左侧尖牙的腭侧牙龈。我们在原来的钴铬合金支架上重新调整，在上颌右侧尖牙、上颌左侧尖牙、上颌左侧第二磨牙上增加拾支托或舌隆突支托，在后牙区增加金属腭杆，为新的修复体提供支持（图3a）。

上颌树脂充填加高了拾面，作为一种短期的解决方法，其维持垂直距离（VDO）的稳定性遭到质疑。因为上颌左侧第二磨牙基牙的预后差，牙槽嵴进一步吸收，充填的树脂（Filtek™ Supreme XTE；3M ESPE, St. Paul, Minnesota, USA）和丙烯酸树脂牙（SR Phonares® Ⅱ；Ivoclar Vivadent, Schaan, Liechtenstein）均有磨耗。

下颌全颌弓的种植体支持式金属/树脂修复体　下颌的种植体（Neoss Dental Implants, North Yorkshire, UK）位于下颌左侧第一磨牙、下颌左侧尖牙、下颌右侧尖牙、下颌右侧第一磨牙和中线区，原来的修复体是直接螺丝固位的全颌弓金属/树脂固定修复。旧修复体的垂直距离不足，并且没有预留足够的清洁通道。金属支架的高度和宽度都不足，可透过菲薄、断裂的树脂看见支架的颜色。因此，新的修复体要进行改良，解决以上几个基本问题。

为了便于清洁，新的支架设计仅与牙槽嵴黏膜轻接触，同时在种植体周围区域留有间隙，便于口腔卫生维护（图3b）。

为了让下颌修复体对VDO提供最大的稳定作用，下颌修复体拾面设计成为种植体支持式的钛-钒-铝研磨支架（Nobel Procera；Nobel Biocare, Quebec, Canada）的一部分。下颌前牙区和后牙区颊侧用丙烯酸树脂牙（SR Phonares® Ⅱ；Ivoclar Vivadent）恢复，用牙色自凝树脂（Telio

Lab；Ivoclar Vivadent）和粉色树脂（IvoBase High Impact；Ivoclar Vivadent）将其固定在金属支架上（图3c）。

修复阶段

按照新的垂直距离上殆架、做诊断蜡型以后，上颌右侧尖牙、上颌右侧侧切牙、上颌右侧中切牙、上颌左侧中切牙做了树脂核充填，下颌原有的修复体用临时塑料加高殆平面，开始制作新的上颌可摘局部金属／树脂义齿。

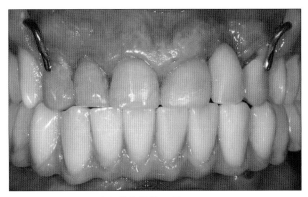

图3d　治疗后在牙尖交错位的前面观

下颌修复之前首先在种植体水平取开窗式印模，用轻体和重体的聚醚硅橡胶（Imprint™ 3 VPS；3M ESPE）通过个别托盘取印模。

将技工室制作的成形塑料定位器放在口内，检查工作模型的准确性。戴有上颌局部可摘金属／树脂义齿的模型用半可调殆架和面弓（Whip Mix 2000 series；Whip Mix，Louisville，USA）转移颌位关系。用已经抬高垂直距离的下颌旧修复体模型和上颌模型在椅旁上殆架。用临时性钛柱辅助的丙烯酸树脂进行试戴，检查排牙后的正中殆、组牙功能殆、侧方殆运动的准确性，以及患者的美观、发音的效果。之后将信息反馈至技工室进行复制切削（Jemt等，1999），用CAD／CAM扫描和切削的方法设计、制作种植体支持式支架。

下颌试戴支架和全颌弓的金属／树脂修复体（图3d），用肉眼观察、触诊和指压修复体游离端检查修复体是否完全就位，表现为是否有支点或唾液在种植体和支架之间的间隙里流动（Kan等，

1999）。用平行投照的放射线片检查辅助临床判断（图4a～c）。

CAD／CAM钛支架省去了传统的铸造工艺，在许多研究中都表现出良好和持久的被动就位效果（Torsello等，2008；Örtorp等，2003；Al-Fadda等，2007）。

1年后复诊，患者对修复体的功能和美学效果非常满意。下颌修复体不再出现生物学和机械的并发症。我们告知患者如果上颌牙列出现问题可以考虑长期修复。

致谢

技工室程序

Michael Standish—Michael Standish Dental Laboratory，Perth，WA，Australia

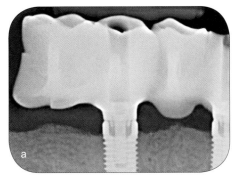
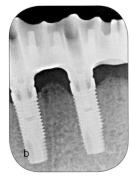
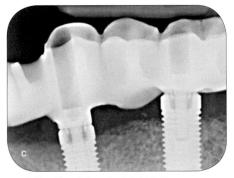

图4a～c　下颌左侧第一磨牙、下颌左侧尖牙、下颌右侧尖牙、下颌右侧第一磨牙以及中线区的平行投照根尖放射线片

10 种植体支持式修复体硬件并发症的病因、处理和预防

U. Brägger, S. Hicklin

表1全面总结了与种植体支持式修复体硬件并发症和失败相关的问题，这些在之前的章节讨论过。

表格根据硬件问题发生的部位进行分类。病因中的关键生物力学参数列在其导致的并发症/失败，以及处理方法和预防措施之后。

可见问题的部位首先从种植体开始，顺序是从根端到冠方，以上部结构收尾，同章节4.1（图1a~f）。

表格展示了对硬件并发症/失败处理和预防的指导意见，尝试对复杂的种植体支持式修复体的临床发现进行分类。

表1　种植体–基台–修复体复合体不同位置的硬件相关失败和并发症，主要生物力学参数、处理和预防

种植体–修复体复合体	主要参数	并发症/失败	处理	预防
1. 种植体体部	材料的物理特性 细直径 平台和颈部设计	• 变形	• 拔除种植体	• 理想的物理特性和设计特点 • 细直径种植体使用抗疲劳的材料 • 选择适应证 • 足够的三维空间 • 通过模拟、测试，例如有限元分析（FEA）测试进行合理化设计，降低应力峰值
		• 折断 –疲劳折断 –损坏（创伤）	• 取出种植体残片 • 残片休眠	
	表面	• 刮痕，凹坑 • 器械划痕	• 抛光 • 平整	• 在处理部件时避免损伤 • 在维护操作时避免损伤
		• 对平台和颈部的损伤	• 拔除	• 选择恰当的器械 • 在取下旧修复体时避免损伤
	骨结合	• 转动	• 停止操作 • 等待 • 如果未改善，拔除种植体	• 足够的愈合时间 • 取出愈合基台时缓慢加力 • 观察患者反应 • 使用ISQ作为提示
	平台的三维位置	• 平台位置不当	• 修复体问题 • 拔除或让种植体休眠	• 以修复为导向的治疗计划和种植手术

续表

种植体–修复体复合体	主要参数	并发症/失败	处理	预防
2. 种植体–基台界面（连接）	材料的物理特性和设计	• 基台/基台螺丝松动	• 取出，清洁部件，漱口，重新加力	• 使用文献充分证实的种植体系统 • 正确加力 • 修复部件匹配 • 使用原厂基台
	卡抱，就位，公差	• 基台基底折断	• 取出，漱口，更换部件，重新加力	
		• 碎片堵住种植体中心的通道	• 取出碎片，重新攻丝，漱口，更换部件，加力	
	位移	• 位置错误（位移） • 间隙	• 找到正确位置 • 重新采印模 • 重新制作修复体	• 清理界面 • 安装基台时无异物进入 • 正确就位 • 最终加力前要拍片检查位置
	摩损	• 种植体材料的磨损产生钛花纹	• 取出导致磨损的基台 • 更换	• 选择合适的修复部件
	螺丝孔	• 未经指导去除碎片导致的损伤	• 使用厂家器械 • 再攻丝	• 在取出碎片时避免损伤
	软组织封闭	• 菌斑聚集 • 瘘管	• 治疗感染 • 安放就位精准的基台和修复体	• 使用正确的部件、扭矩和参照 • 修复部件的精密度

续表

种植体-修复体复合体	主要参数	并发症/失败	处理	预防
3. 基台螺丝	材料的物理特性、尺寸和设计	• 松动 • 折断	• 取出螺丝或碎片，清理，漱口，更换螺丝，加力	• 使用正确的基台螺丝 • 使用正确的扭矩 • 使用原装的基台螺丝和螺丝刀
	螺丝刀进入通道	• 螺丝刀操作或磨除封闭剂所致的插入损伤	• 用探针清理 • 在旋出螺丝的时候使用轴向力 • 使用超声 • 冷冻 • 如果螺丝通道损伤，使用厂家器械	• 清洁基台螺丝 • 在放入螺丝刀之前清理螺丝刀通道 • 用聚四氟乙烯膜或其他保护材料保护螺丝头
	螺丝头卡抱于基台体部	• 如因为错误的基台螺丝导致瓷基台折断	• 使用服务套餐取出折断部件 • 使用正确的螺丝重新制作	• 从开始就使用正确的基台螺丝 • 不要疏忽大意地更换螺丝
	折断的形式	• 折断发生在不同水平	• 简单或复杂地清除螺丝碎片	• 使用有内置预测折断、可以简单清除碎片的系统

续表

种植体-修复体联合体	主要参数	并发症/失败	处理	预防
4. 基台体部	材料的物理特性	• 变形 • 折断	• 取出，更换修复部件	• 正确选择适应证 • 正确处理 • 使用原装部件
	设计： 可选择预成或个性化CAD/CAM，不同尺寸、不同高度的基台	• 固位力丧失（可粘接）	• 重新粘接 • 如果问题复发，重新制作但是改变观念	• 使用计划套装的基台 • 足够的粘接固位力
	抗旋转止动点	• 旋转（"转动的牙冠"）	• 更换基台 • 更换牙冠	• 使用止动点 • 使用正确的印模帽
	螺丝通道、轴向	• 螺丝固位的修复体，螺丝孔偏唇侧	• 更换基台或改成粘接固位	• 使用计划基台 • 以修复为导向的种植手术
	穿龈轮廓的表面	• 刮痕，凹坑 • 器械划痕	• 抛光 • 平整 • 更换基台	• 在维护操作时避免损伤 • 使用合适的器械

种植体–修复体复合体	主要参数	并发症/失败	处理	预防
5. 修复体和基台之间的界面 种植体平台和粘接或螺丝固位的修复体之间的界面	粘接固位	• 固位力丧失	• 重新粘接	• 使用高度合适的部件 • 选择适量粘接剂
	粘接剂残留	• 粘接错误 • 粘接剂残留	• 清理残留的粘接剂	• 小心粘接 • 清理多余的粘接剂 • 影像学检查 • 将种植体植入合适的深度 • 若粘接边缘位于龈下，接触不到，不要选择粘接固位 • 若发生粘接问题，立马取出修复体
	单冠的位移和多单位修复体的公差 精度	• 未就位 • 间隙 • 渗漏 • 粘接剂残留 • 瘘管 • 黏膜炎/种植体周炎	• 确定位移参照 • 重新安放基台 • 重新制作	• 准确地转移 • 精确的技工室操作 • 正确的试戴程序 • 影像学检查 • 辅助转移
	扭矩，预负荷，用𬌗向螺丝卡抱	• 松动	• 取出，清理部件，漱口，再加力	• 选择正确的螺丝 • 原装螺丝 • 勿使用技工室的螺丝
	𬌗向螺丝材料的物理特性	• 折断	• 取出，漱口，使用新的螺丝	• 正确使用螺丝刀，在正确的位置正确加力（参照转移）
	𬌗向螺丝孔拧入	• 螺丝刀使用不当、磨损或之前钻孔破坏了螺丝孔	• 用厂家服务套装器械取出	• 用聚四氟乙烯膜和覆盖表面的树脂材料保护𬌗向螺丝头部
	𬌗向螺丝孔	• 螺丝未啮合 • 软组织压力 • 螺丝刀通道堵塞	• 参照物正确就位 • 去除多余的组织	• 以修复为导向的种植计划和种植手术 • 提供足够宽大的螺丝孔通道
		• 螺丝刀无法进入螺丝孔	• 使用角度基台	
		• 螺丝孔过于偏向唇侧	• 使用个性化基台	
	螺丝固位与粘接固位	• 美学 • 上部结构不可重复摘戴	• 修复螺丝通道的表面覆盖物 • 使用临时粘接剂	• 参照2013年国际口腔种植学会（ITI）共识关于粘接/螺丝固位的推荐及优缺点介绍

续表

种植体–修复体复合体	主要参数	并发症/失败	处理	预防
6. 封闭螺丝，愈合基台，黏膜成型器	材料的物理特性 设计，高度，宽度	• 部件被骨/骨替代品覆盖了	• 手术去除骨/骨代用品	• 提供到种植体的通路 • 选择合适的基台
		• 软组织增生	• 更换外形合适的部件 • 手术修整软组织形态	• 二期手术处理软组织 • 对菲薄黏膜者进行软组织移植
		• 黏膜退缩	• 对于菲薄黏膜，要更换更小的部件	• 避免因压迫黏膜造成的长时间发白
	螺丝孔	• 螺丝孔充满沉积物	• 清理螺丝孔	• 指导患者清洁 • 在使用螺丝刀前清理沉积物
		• 螺丝孔被破坏	• 使用厂家的器械	• 小心使用螺丝刀和棘轮扳手（轴向）

种植体–修复体复合体	主要参数	并发症/失败	处理	预防
7. 覆盖义齿的附着系统	材料的物理特性，扭矩，卡抱方式	• 松动	• 去除，清洁部件，漱口，再加力	• 使用正确的部件 • 正确的扭矩
		• 折断	• 用厂家器械取出断片，清洁，漱口 • 更换折断的部件	• 选择知名的种植系统
	磨耗	• 螺丝孔和/或基台的磨损	• 更换磨损的部件	• 保护性夹板 • 种植体轴向不要太偏斜
	固位力下降	• 嵌合力减弱，功能下降	• 更换固位力更好的固位体 • 更换固位力更好的部件	• 遵循组织的高度 • 遵循覆盖义齿的修复原则，例如种植体之间的距离、种植体轴向 • 以修复为导向的种植修复
	活化	• 患者不会摘戴覆盖义齿	• 使用固位力较小的固位体	• 从低固位力开始 • 个性化设计固位力 • 指导患者使用
	维护需要	• 需要反复维护 • 硬件相关的黏膜炎、种植体周炎、黏膜增生	• 改变附着体系统、理念 • 改善患者的口腔卫生状况 • 治疗感染 • 手术修整	• 正确的修复位置 • 多边形支持，轴向、所需空间 • 选择耐磨、容易更换的材料 • 指导患者小心戴入覆盖义齿 • 定期维护

续表

种植体–修复体复合体	主要参数	并发症/失败	处理	预防
8. 中间结构	预成或个性化部件材料的物理特性	• 折断 • 下部结构（基台）的松动	• 去除粘接的修复体 • 如果可以，清理和加力后重新粘接 • 重新制作	• 选择耐磨性材料，多种材料结合 • 可调改的最终修复体
	轴向或垂直向的调整	• 外形过凸 • 无清洁通道	• 减小外形凸度	• 以修复为导向植入种植体，避免使用中间结构 • 避免外形过凸或倒凹，无法清洁
		• 菌斑堆积 • 牙石 • 生物学并发症	• 口腔卫生指导	

续表

种植体–修复体联合体	主要参数	并发症/失败	处理	预防
9. 修复体	支架/贴面材料的物理特性/三维结构 椅旁调整	• 材料老化 • 不同程度的磨耗 • 变色 • 不同程度的崩瓷	• 抛光粗糙表面 • 清理污渍、沉积物 • 抛光 • 修理 • 重做	• 降低已知的风险因素，同第8章 • 完善技工室操作 • 调改以后小心抛光，避免裂纹形成 • 可重复摘戴 • 可调改性
	连接体三维结构	• 支架折断	• 重做	• 选择合适的三维空间
	副功能	• 磨损	• 修理 • 重做	• 𬌗垫保护
	清洁通道	• 黏膜炎/种植体周炎	• 改善卫生通道 • 重做	• 设计清洁和维护的通道
	维护需要	• 多发和/或反复的并发症/失败	• 重做，但改变理念	• 应用合理的咬合理念 • 早期诊断，定期维护
	过敏风险	• 过敏反应 • 技师的肺部纤维性病变	• 用生物相容性材料重做	• 避免镍和钯 • 使用排气通风设备

11 结论

L.J.A. Heitz-Mayfield, U. Brägger

本卷国际口腔种植学会（ITI）临床指南介绍了口腔种植生物学和硬件并发症的病因、风险因素、治疗策略和预防。

随着口腔种植在全世界范围内的大量推广，越来越多拥有不同专业水平的医师开始从事口腔种植，这意味着发生种植并发症的患者数量也会随之增加。因此，掌握准确的诊断和治疗计划的能力非常重要。

通过谨慎地制订治疗计划和评估患者的全身和局部或位点相关风险因素及生活方式相关风险因素，可以将并发症的发生降到最低。

此外，对患者进行仔细的术前准备和种植受区准备、精确的种植手术和修复程序操作，也可以将远期并发症的风险最小化。

选择合适的、经过检验并有良好文献记录的材料和技术，也可以减少并发症的发生。全面掌握各种修复部件的技术要求也非常重要，同时外科医师、修复医师和技师之间要保持良好的沟通。

在制订治疗计划阶段就应该告知患者治疗开始后就可能发生的并发症，并且强调定期维护和随访的重要性。医师应该为患者制订和实施个性化的支持护理方案，以维护种植体周围组织的健康。

最后，医师应该认识到自身临床水平和局限性，适时采纳团队的意见。

12 参考文献

　　参考文献按以下顺序列出：（1）第一作者或唯一作者的姓；（2）出版年份。

Abi Nader S, Eimar H, Momani M, Shang K, Daniel NG, Tamimi F. Plaque accumulation beneath maxillary all-on-4™ implant-supported prostheses. Clin Implant Dent Relat Res. **2014** Jan 27. doi: 10.1111/cid.12199. [Epub ahead of print]

Abu El-Naaj I, Trost O, Tagger-Green N, Trouilloud P, Robe N, Malka G, Peled M. [Peri-implantitis or squamous cell carcinoma?] [Article in French.] Rev Stomatol Chir Maxillofac. **2007** Nov; 108(5): 458 – 460.

Adya N, Alam M, Ravindranath T, Mubeen A, Saluja B. Corrosion in titanium dental implants: literature review. Journal Indian Prosthodont Soc. **2005** Jul: 5(3): 126 – 131.

Agar JR, Cameron SM, Hughbanks JC, Parker MH. Cement removal from restorations luted to titanium abutments with simulated subgingival margins. J Prosthet Dent. **1997** Jul; 78(1): 43 – 47.

Aglietta M, Siciliano VI, Zwahlen M, Brägger U, Pjetursson BE, Lang NP, Salvi GE. A systematic review of the survival and complication rates of implant supported fixed dental prostheses with cantilever extensions after an observation period of at least 5 years. Clin Oral Implants Res. **2009** May; 20(5): 441 – 451.

Albrektsson T, Zarb G, Worthington P, Eriksson AR. The long-term efficacy of currently used dental implants: a review and proposed criteria of success. Int J Oral Maxillofac Implants. **1986** Summer; 1(1): 11 – 25.

Albrektsson T, Isidor F. Consensus report of session IV. In: Lang NP, Karring T (eds): Proceedings of the First European Workshop on Periodontology. London: Quintessence; **2009**: 365 – 369.

Albrektsson T, Dahlin C, Jemt T, Sennerby L, Turri A, Wennerberg A. Is marginal bone loss around oral implants the result of a provoked foreign body reaction? Clin Implant Dent Relat Res. **2013** Sep 4. doi: 10.1111/cid.12142. [Epub ahead of print]

Al-Fadda SA, Zarb GA, Finer Y. A comparison of the accuracy of fit of 2 methods for fabricating implant-prosthodontic frameworks. Int J Prosthodont. **2007** May – Apr; 20(2): 125 – 131.

Al-Hashimi I. Schifter M. Lockhart PB. Wray D. Brennan M. Migliorati CA. Axell T. Bruce AJ. Carpenter W. Eisenberg E. Epstein JB. Holmstrup P. Jontell M. Lozada-Nur F. Nair R. Silverman B. Thongprasom K. Thornhill M. Warnakulasuriya S. van der Waal I. Oral lichen planus and oral lichenoid lesions: diagnostic and therapeutic considerations. Oral Surg Oral Med Oral Pathol Oral Radiol Endod. **2007** Mar; 103 Suppl: S25.e1 – 12.

Allum SR, Tomlinson RA, Joshi R. The impact of loads on standard diameter, small diameter and mini implants: a comparative laboratory study. Clin Oral Implants Res. **2008** Jun; 19(6): 553 – 559.

Al-Nawas B, Brägger U, Meijer HJ, Naert I, Persson R, Perucchi A, Quirynen M, Raghoebar GM, Reichert TE, Romeo E, Santing HJ, Schimmel M, Storelli S, ten Bruggenkate C, Vandekerckhove B, Wagner W, Wismeijer D, Müller F. A double-blind randomized controlled trial (RCT) of titanium-13zirconium versus titanium grade IV small-diameter bone level implants in edentulous mandiblesw—results from a 1-year observation period. Clin Implant Dent Relat Res. **2012** Dec; 14(6): 896 – 904.

Anitua E. Can osseointegration be reversed? Dental Dialogue **2010**; 1: 1 – 13.

Arce K, Assael LA, Weissman JL, Markiewicz MR. Imaging findings in bisphosphonate-related osteonecrosis of jaws. J Oral Maxillofac Surg. **2009** May; 67(5 Suppl): 75 – 84.

Atieh MA, Alsabeeha NH, Faggion CM Jr, Duncan WJ. The frequency of peri-implant diseases: a systematic review and meta-analysis. J Periodontol. **2013** Nov; 84 (11): 1586 – 1598.

Au J, Patel D, Campbell JH. Oral lichen planus. Oral Maxillofac Surg Clinics of North Am. **2013** Feb; 25(1): 93 – 100.

Badros A, Weikel D, Salama A, Goloubeva O, Schneider A, Rapoport A, Fenton R, Gahres N, Sausville E, Ord R, Meiller T. Osteonecrosis of the jaw in multiple myeloma patients: clinical features and risk factors. J Clin Oncol. **2006** Feb 20; 24(6): 945 – 952.

Bamias A, Kastritis E, Bamia C, Moulopoulos LA, Melakopoulos I, Bozas G, Koutsoukou V, Gika D, Anagnostopoulos A, Papadimitriou C, Terpos E, Dimopoulos MA. Osteonecrosis of the jaw in cancer after treatment with bisphosphonates: oncidence and risk factors. J Clin Oncol. **2005** Dec 1; 23(34): 8580–8587.

Banthia R, Maheshwari S, Banthia P, Mantri K: Peripheral giant cell granuloma: a case report. Gen Dent. **2013** Jan–Feb; 61(1): e12–e14.

Barter S, Stone P, Brägger U. A pilot study to evaluate the success and survival rate of titanium-zirconium implants in partially edentulous patients: results after 24 months of follow-up. Clin Oral Implants Res. **2012** Jul; 23(7): 873–381.

Berglundh T, Persson L, Klinge B. A systematic review of the incidence of biological and technical complications in implant dentistry reported in prospective longitudinal studies of at least 5 years. J Clin Periodontol. **2002**; 29 Suppl 3: 197–212.

Bhatavadekar NB. Squamous cell carcinoma in association with dental implants: An assessment of previously hypothesized carcinogenic mechanisms and a case report. J Oral Implantol. **2012** Dec; 38(6): 792–798.

Bidra AS, Almas K. Mini implants for definitive prosthodontic treatment: a systematic review. J Prosthet Dent. **2012** Mar; 109(3): 156–164.

Bischof M, Nedir R, Lombardi T: Peripheral giant cell granuloma associated with a dental implant. Int J Oral Maxillofac Implants. **2004** Mar–Apr; 19(2): 295–299.

Block MS, Scheufler E. Squamous cell carcinoma appearing as peri-implant bone loss: a case report. J Oral Maxillofac Surg. **2001** Nov; 59(11): 1349–1352.

Boonyapakorn T, Schirmer I, Reichart PA, Sturm I, Massenkeil G. Bisphosphonate-induced osteonecrosis of the jaws: prospective study of 80 patients with multiple myeloma and other malignancies. Oral Oncol. **2008** Sep; 44(9): 857–869.

Bormann KH, Gellrich NC, Kniha H, Dard M, Wieland M, Gahlert M. Biomechanical evaluation of a microstructured zirconia implant by a removal torque comparison with a standard Ti-SLA implant. Clin Oral Implants Res. **2012** Oct; 23(10): 1210–1216.

Bornstein MM, von Arx T, Altermatt HJ: Loss of pulp sensitivity and pain as the first symptoms of a Ewing's sarcoma in the right maxillary sinus and alveolar process: Report of a case. J Endod. **2008** Dec; 34(12): 1549–1553.

Bornstein MM, Cionca N, Mombelli A. Systemic conditions and treatments as risks for implant therapy. Int J Oral Maxillofac Implants. **2009**; 24 Suppl: 12–27.

Bosshardt DD, Schenk RK. Bone regeneration: biologic basis. In: Buser D (ed). 20 years of guided bone regeneration in implant dentistry. 2nd Edition. Chicago: Quintessence; **2009**: 14–45.

Brägger U, Wermuth W, Török E. Heat generated during preparation of titanium implants of the ITI Dental Implant System: an in vitro study. Clin Oral Impl Res. **1995** Dec; 6(4): 254–259.

Brito C, Tenenbaum HC, Wong BK, Schmitt C, Nogueira-Filho G. Is keratinized mucosa indispensable to maintain peri-implant health? A systematic review of the literature. J Biomed Mater Res B Appl Biomater. **2014** Apr; 102(3): 643–650.

Buchner A, Shnaiderman-Shapiro A, Vered M: Relative frequency of localized reactive hyperplastic lesions of the gingiva: a retrospective study of 1675 cases from Israel. J Oral Pathol Med. **2010** Sep; 39(8): 631–638.

Busenlechner D, Tangl S, Arnhart C, Redl H, Schuh C, Watzek G, Gruber R. Resorption of deproteinized bovine bone mineral in a porcine calvaria augmentation model. Clin Oral Implants Res. **2012** Jan; 23(1): 95–99.

Buser D, Hoffmann B, Bernard JP, Lussi A, Mettler D, Schenk RK. Evaluation of filling materials in membrane-protected bone defects. A comparative histomorphometric study in the mandible of miniature pigs. Clin Oral Implants Res. **1998** Jun; 9(3): 137–150.

Buser D, Martin W, Belser UC. Optimizing esthetics for implant restorations in the anterior maxilla: anatomic and surgical considerations. Int J Oral Maxillofac Implants. **2004**; 19 Suppl: 43–61.

Buser D, Bornstein MM, Weber HP, Grütter L, Schmid B, Belser UC. Early implant placement with simultaneous GBR following single tooth extraction in the esthetic zone: A cross-sectional, retrospective study in 45 patients with a 2–4-year follow-up. J Periodontol. **2008** Sep; 79(9): 1773–1781. **(a)**

Buser D, Chen ST, Weber HP, Belser UC. Early implant placement following single-tooth extraction in the esthetic zone: biologic rationale and surgical procedures. Int J Periodontics Restorative Dent. **2008** Oct; 28(5): 441 – 451. (**b**)

Buser D, Halbritter S, Hart C, Bornstein MM, Grütter L, Chappuis V, Belser UC. Early implant placement with simultaneous GBR following single tooth extraction in the esthetic zone: 12-months results of a prosthetic study with 20 consecutive patients. J Periodontol. **2009** Jan; 80(1): 152 – 162.

Buser D. Implant placement with simultaneous guided bone regeneration: Selection of biomaterials and surgical principles. In: Buser D (ed): 20 years of guided bone regeneration in implant dentistry. 2nd edition. Chicago: Quintessence; **2009**: 123 – 152.

Buser D, Janner SF, Wittneben JG, Brägger U, Ramseier CA, Salvi GE. 10-year survival and success rates of 511 titanium implants with a sandblasted and acid-etched surface: a retrospective study in 303 partially edentulous patients. Clin Implant Dent Relat Res. **2012** Dec; 14(6): 839 – 851.

Buser D, Chappuis V, Bornstein MM, Wittneben JG, Frei M, Belser UC. Long-term Stability of Contour Augmentation with Early Implant Placement Following Single Tooth Extraction in the Esthetic Zone A Prospective, Cross-sectional Study in 41 Patients with a 5- to 9-year Follow-up. J Periodontol. **2013** Nov; 84(11): 1517 – 1527. (**a**)

Buser D, Chappuis V, Kuchler U, Bornstein MM, Wittneben JG, Buser R, Cavusoglu Y, Belser UC. Long-term stabilty of early implant placement with contour augmentation. J Dent Res. **2013** Dez; 92(12 Suppl): 176S – 182S. (**b**)

Carlsson GE. Dental occlusion: modern concepts and their application in implant prosthodontics. Odontology. **2009** Jan; 97(1): 8 – 17.

Cartsos VM, Zhu S, Zavras AI. Bisphosphonate use and the risk of adverse jaw outcomes: a medical claims study of 714,217 people. J Am Dent Assoc. **2008** Jan; 139(1): 23 – 30.

Casado P L, Otazu I B, Balduino A, de Mello W, Barboza E P, Duarte M E. Identification of periodontal pathogens in healthy periimplant sites. Implant Dent **2011** Jun; 20(3): 226 – 235.

Cecchinato D, Parpaiola A, Lindhe J. Mucosal inflammation and incidence of crestal bone loss among implant patients: a 10-year study. Clin Oral Implants Res. **2013** Jun 14. doi: 10.1111/clr.12209. [Epub ahead of print]

Cehreli MC, Karasoy D, Kokat AM, Akca K, Eckert SE. Systematic review of prosthetic maintenance requirements for implant-supported overdentures. Int J Oral Maxillofac Implants. **2010** Jan – Feb; 25(1): 163 – 180.

Chan HL, Oh WS, Ong HS, Fu JH, Steigmann M, Sierraalta M, Wang HL. Impact of implantoplasty on strength of the implant-abutment complex. Int J Oral Maxillofac Implants. **2013** Nov – Dec; 28(6): 1530 – 1535.

Chang M, Chronopoulos V, Mattheos N. Impact of excessive occlusal load on successfully-osseointegrated dental implants: a literature review. J Investig Clin Dent. **2013** Aug; 4(3): 142 – 150.

Chee WW, Duncan J, Afshar M, Moshaverinia A. Evaluation of the amount of excess cement around the margins of cement-retained dental implant restorations: the effect of the cement application method. J Prosthet Dent. **2013** Apr; 109(4): 216 – 221.

Chen H, Liu N, Xu X, Qu X, Lu E. Smoking, radiotherapy, diabetes and osteoporosis as risk factors for dental implant failure: a meta-analysis. PLoS One. 2013 Aug 5; 8(8): e71955. doi: 10.1371/journal.pone.0071955. Print 2013.

Chen ST, Buser D. Esthetic complications due to implant malpositions: etiology, prevention, and treatment. In: Froum SJ (ed): Dental implant complications. Etiology, prevention, and treatment. Wiley-Blackwell; **2010**; 134 – 155.

Chiapasco M, Casentini P, Zaniboni M, Corsi E, Anello T. Titanium-zirconium alloy narrow-diameter implants (Straumann Roxolid®) for the rehabilitation of horizontally deficient edentulous ridges: prospective study on 18 consecutive patients. Clin Oral Implants Res. **2012** Oct; 23(10): 1136 – 1141.

Chimenos-Küstner E, López-López J, Finestres-Zubeldia F. Squamous carcinoma after dental implants: a clinical case. Rev Port Estomatol Med Dent Cir Maxilofac. **2008**; 49(2): 97 – 100.

Chongcharoen N, Lulic M, Lang NP. Effectiveness of different interdental brushes on cleaning the interproximal surfaces of teeth and implants: a randomized controlled, double-blind cross-over study. Clin Oral Implants Res. **2012** May; 23(5): 635 – 640.

Clapp C, Wheeler JC, Martof AB, Levine, PA. Oral squamous cell carcinoma in association with dental osseointegrated implants. An unusual occurrence. Arch Otolaryngol Head Neck Surg. **1996** Dec; 122(12): 1402 – 1403.

Clementini M, Rossetti PH, Penarrocha D, Micarelli C, Bonachela WC, Canullo L. Systemic risk factors for peri-implant bone loss: a systematic review and meta-analysis. Int J Oral Maxillofac Surg. **2014** Mar; 43(3): 323 – 334.

Cloutier M, Charles M, Carmichael RP, Sándor GK: An analysis of peripheral giant cell granuloma associated with dental implant treatment. Oral Surg Oral Med Oral Pathol Oral Radiol Endod. 2007 May; 103(5): 618 – 622.

Cochran DL, Schou S, Heitz-Mayfield LJ, Bornstein MM, Salvi GE, Martin WC. Consensus statements and recommended clinical procedures regarding risk factors in implant therapy. Int J Oral Maxillofac Implants. **2009**; 24 Suppl: 86 – 89.

Costa FO, Takenaka-Martinez S, Cota LO, Ferreira SD, Silva GL, Costa JE. Peri-implant disease in subjects with and without preventive maintenance: a 5-year follow-up. J Clin Periodontol. **2012** Feb; 39(2): 173 – 181.

Cuesta-Gil M, Ochandiano Caicoya S, Riba-García F, Duarte Ruiz B, Navarro Cuéllar C, Navarro Vila C. Oral rehabilitation with osseointegrated implants in oncologic patients. J Oral Maxillofac Surg. **2009** Nov; 67(11): 2485 – 2096.

Czerninski R, Kaplan I, Almoznino G, Maly A, Regev E. Oral squamous cell carcinoma around dental implants. Quintessence Int. **2006** Oct; 37(9): 707 – 711.

De Ceulaer J, Magremanne M, van Veen A, Scheerlinck J. Squamous cell carcinoma recurrence around dental implants. J Oral Maxillofac Surg. **2010** Oct; 68(10): 2507 – 2012.

de Lange J, van den Akker HP, van den Berg H: Central giant cell granuloma of the jaw: a review of the literature with emphasis on therapy options. Oral Surg Oral Med Oral Pathol Oral Radiol Endod. **2007** Nov; 104(5): 603 – 615.

Dixon DL, Breeding LC, Sadler JP McKay ML. Comparison of screw loosening, rotation, and deflection among three implant designs. J Prosthet Dent. **1995** Sep; 74(3): 270 – 278.

Eckert S, Salinas T. Implant fractures: etiology, prevention and treatment. In: Froum S (ed): Dental implant complications. Hoboken: Wiley-Blackwell; **2010**: 100 – 109.

Eguia del Valle A, Martínez-Conde Llamosas R, López Vicente J, Uribarri Etxebarria A, Aguirre Urizar JM. Primary oral squamous cell carcinoma arising around dental osseointegrated implants mimicking peri-implantitis. Med Oral Patol Oral Cir Bucal. **2008** Aug 1; 13(8): E489 – 491.

Esposito M, Grusovin MG, Worthington HV. Treatment of peri-implantitis: what interventions are effective? A Cochrane systematic review. Eur J Oral Implantol. **2012**; 5 Suppl: S21 – S41.

Favia G, Piattelli A, Sportelli P, Capodiferro S, Iezzi G. Osteonecrosis of the posterior mandible after implant insertion: a clinical and histological case report. Clin Implant Dent Relat Res. **2011** Mar; 13(1): 58 – 63.

Ferrario VF, Sforza C, Zanotti G, Tartaglia GM. Maximal bite forces in healthy young adults as predicted by surface electromyography. J Dent. **2004** Aug; 32(6): 451 – 457.

Ferrazzini Pozzi EC, Altermatt HJ, Rees TD, Bornstein MM: Exophytic mass of the gingiva as exclusive sign of a pulmonary adenocarcinoma: Report of a case. J Periodontol. **2008** Jan; 79(1): 187 – 191.

Ferreira SD, Silva GL, Cortelli JR, Costa JE, Costa FO. Prevalence and risk variables for peri-implant disease in Brazilian subjects. J Clin Periodontol. **2006** Dec; 33(12): 929 – 935.

Ferretti C, Muthray E: Management of central giant cell granuloma of mandible using intralesional corticosteroids: case report and review of literature. J Oral Maxillofac Surg. **2011** Nov; 69(11): 2824 – 2829.

Frei M, Bornstein MM, Schaller B, Reichart PA, Weimann R, Iizuka T. Bisphosphonate-related osteonecrosis of the jaw combined with jaw metastasis of prostate adenocarcinoma: report of a case. J Oral Maxillofac Surg. **2010** Apr; 68(4): 863–867.

Frei M, Dubach P, Reichart PA, Schmitt AM, Mueller-Garamvölgyi E, Bornstein MM: Diffuse swelling of the buccal mucosa and palate as first and only manifestation of an extranodal non-Hodgkin "double-hit" lymphoma: report of a case. Oral Maxillofac Surg. **2012** Mar; 16(1): 69–74.

Frisch E, Ziebolz D, Vach K, Ratka-Krüger P. The effect of keratinized mucosa width on peri-implant outcome under supportive postimplant therapy. Clin Implant Dent Relat Res. **2013** Dec 16. doi: 10.1111/cid.12187. [Epub ahead of print]

Froum S, Yamanaka T, Cho SC, Kelly R, St James S, Elian N.. Techniques to remove a Failed Integrated Implant, Compend Contin Educ Dent. **2011** Sep; 32(7): 22–26, 28–30.

Fürst MM, Salvi GE, Lang NP, Persson GR. Bacterial colonization immediately after installation on oral titanium implants. Clin Oral Implants Res. **2007** Aug; 18(4): 501–508.

Gahlert M, Röhling S, Wieland M, Sprecher CM, Kniha H, Milz S. Osseointegration of zirconia and titanium dental implants: a histological and histomorphometrical study in the maxilla of pigs. Clin Oral Implants Res. **2009** Nov; 20(11): 1247–1253.

Gahlert M. Burtscher D, Grunert I, Kniha H, Steinhauser E. Failure analysis of fractured dental zirconia implants. Clin Oral Implants Res. **2012** Mar; 23(3): 287–293.

Galindo-Moreno P, Hernández-Cortes P, Rios R, Sanchez-Fernández E, Camara M, O Valle F. Immunophenotype of Dental Implant-Associated Peripheral Giant Cell Reparative Granuloma in a representative case report. J Oral Implantol. **2013** Sep 23. [Epub ahead of print]

Galindo-Moreno P, Hernández-Cortes P, Rios R, Sanchez-Fernández E, Camara M, O Valle F: Immunophenotype of Dental Implant-Associated Peripheral Giant Cell Reparative Granuloma in a representative case report. J Oral Implantol. **2013** Sep 23. [Epub ahead of print]

Gallego, L, Junquera L, Baladrón J, Villarreal P. Oral squamous cell carcinoma associated with symphyseal dental implants: An unusual case report. J Am Dent Assoc. **2008** Aug; 139(8): 1061–1065.

Gallego L, Junquera L, Llorente S. Oral carcinoma associated with implant-supported overdenture trauma: A case report. Dent Traumatol. **2009** Feb; 25(1): e3–4.

Gallucci GO, Grütter L, Chuang SK, Belser UC. Dimensional changes of peri-implant soft tissue over 2 years with single-implant crowns in the anterior maxilla. J Clin Periodontol. **2011** Mar; 38(3): 293–299.

Giansanti JS, Waldron CA: Peripheral giant cell granuloma: review of 720 cases. J Oral Surg. **1969** Oct; 27(10): 787–791.

Gigandet M, Bigolin G, Faoro F, Burgin W, Brägger U. Implants with original and non-original abutment connections. Clin Implant Dent Relat Res. **2014** Apr; 16(2): 303–311.

Goss A, Bartold M, Sambrook P, Hawker P: The nature and frequency of bisphosphonate-associated osteonecrosis of the jaws in dental implant patients: a South Australian case series. J Oral Maxillofac Surg. **2010** Feb; 68(2): 337–343.

Gottlow J, Dard M, Kjellson F, Obrecht M, Sennerby L. Evaluation of a new titanium-zirconium dental implant: a biomechanical and histological comparative study in the mini pig. Clin Implant Dent Relat Res. **2012** Aug; 14(4): 538–545

Gratton DG, Aquilino SA, Stanford CM. (2001). Micromotion and dynamic fatigue properties of the dental implant-abutment interface. J Prosthet Dent. **2001** Jan; 85(1): 47–52.

Graves DT, Liu R, Alikhani M, Al-Mashat H, Trackman PC. Diabetes-enhanced inflammation and apoptosis—impact on periodontal pathology. J Dent Res. **2006** Jan; 85(1): 15–21.

Grusovin MG, Coulthard P, Worthington HV, George P, Esposito M. Interventions for replacing missing teeth: maintaining and recovering soft tissue health around dental implants. Cochrane Database Syst Rev. **2010** Aug 4; (8): CD003069.

Gulati A, Puthussery, FJ, Downie IP, Flood TR. Squamous cell carcinoma presenting as peri-implantitis: A case report. Ann R Coll Surg Engl. **2009** Oct; 91(7): W8 – 10.

Hallström H, Persson GR, Lindgren S, Olofsson M, Renvert S. Systemic antibiotics and debridement of peri-implant mucositis. A randomized clinical trial. J Clin Periodontol. **2012** Jun; 39(6): 574 – 581.

Hämmerle CH, Wagner D, Brägger U, Lussi A, Karayiannis A, Joss A, Lang NP. Threshold of tactile sensitivity perceived with dental endosseous implants and natural teeth. Clin Oral implants Res. **1995** Jun; 6(2): 83 – 90.

Hanselaer L, Cosyn J, Browaeys H, De Bruyn H: [Giant cell peripheral granuloma surrounding a dental implant: case report.] [Article in French.] Rev Belge Med Dent (1984). **2010** Oct – Dec; 65(4): 152 – 158.

Hansen T, Kunkel M, Springer E, Walter C, Weber A, Siegel E, Kirkpatrick CJ. Actinomycosis of the jaws - histopathological study of 45 patients shows significant involvement in bisphosphonate-associated osteonecrosis and infected osteoradionecrosis. Virchows Arch. **2007** Dec; 451(6): 1009 – 1017.

Haraldson T, Karlsson U, Carlsson GE. Bite force and oral function in complete denture wearers. J Oral Rehabil. **1979** Jan; 6(1): 41 – 48.

Harder S, Kern M. Survival and complications of computer aided-designing and computer-aided manufacturing vs. conventionally fabricated implant-supported reconstructions: a systematic review. Clin Oral Implants Res. **2009** Sep; 20 Suppl 4: 48 – 54.

Heithersay GS, Cohn SA, Parkins DJ: Central giant cell granuloma. Aust Endod J **2002** Apr; 28(1): 18 – 23.

Heitz F, Heitz-Mayfield LJ, Lang NP. Effects of post-surgical cleansing protocols on early plaque control in periodontal and/or periimplant wound healing. J Clin Periodontol. **2004** Nov; 31(11): 1012 – 1018.

Heitz-Mayfield LJ, Huynh-Ba G. History of treated periodontitis and smoking as risks for implant therapy. Int J Oral Maxillofac Implants. **2009**; 24 Suppl: 39 – 68.

Heitz-Mayfield LJ, Salvi GE, Botticelli D, Mombelli A, Faddy M, Lang NP; Implant Complication Research Group. Anti-infective treatment of peri-implant mucositis: a randomised controlled clinical trial. Clin Oral Implants Res. **2011** Mar; 22(3): 237 – 241.

Heitz-Mayfield LJ, Salvi GE, Mombelli A, Faddy M, Lang NP. Implant Complication Research Group. Anti-infective surgical therapy of peri-implantitis. A 12-month prospective clinical study. Clin Oral Implants Res. **2012** Feb; 23(2): 205 – 210.

Heitz-Mayfield LJ, Mombelli A. The therapy of peri-implantitis: a systematic review. Int J Oral Maxillofac Implants. **2014**; 29 Suppl: 325 – 345.

Heitz-Mayfield LJ, Needleman I, Salvi GE, Pjetursson BE. Consensus statements and clinical recommendations for prevention and management of biologic and technical implant complications. Int J Oral Maxillofac Implants. **2014**; 29 Suppl: 346 – 350.

Helkimo E, Carlsson GE, Helkimo M. Bite force and state of dentition. Acta Odontol Scand. **1977**; 35(6): 297 – 303.

Hernández G, Lopez-Pintor RM, Torres J, de Vicente JC: Clinical outcomes of peri-implant peripheral giant cell granuloma: a report of three cases. J Periodontol. **2009** Jul; 80(7): 1184 – 1191.

Heydecke G, Zwahlen M, Nicol A, Nisand D, Payer M, Renouard F, Grohmann P, Mühlemann S, Joda T. What is the optimal number of implants for fixed reconstructions: a systematic review. Clin Oral Implants Res. **2012** Oct; 23 Suppl 6: 217 – 228.

Hirshberg A, Kozlovsky A, Schwartz-Arad D, Mardinger O, Kaplan I: Peripheral giant cell granuloma associated with dental implants. J Periodontol. **2003** Sep; 74(9):1381 – 1384.

Hsu YT, Fu JH, Al-Hezaimi K, Wang HL. Biomechanical implant treatment complications: a systematic review of clinical studies of implants with at least 1 year of functional loading. Int J Oral Maxillofac Implants. **2012** Jul – Aug; 27(4): 894 – 904.

Hubner RA, Houston SJ. Bisphosphonates' use in metastatic bone disease. Hosp Med. **2005** Jul; 66(7): 414 – 419.

Jacobsen C, Metzler P, Rössle M, Obwegeser J, Zemann W, Grätz KW. Osteopathology induced by bisphosphonates and dental implants: clinical observations. Clin Oral Investig. **2013** Jan; 17(1): 167 – 175.

Javed F, Al-Hezaimi K, Almas K, Romanos GE. Is titanium sensitivity associated with allergic reactions in patients with dental implants? A systematic review. Clin Implant Dent Relat Res. **2013** Feb; 15(1): 47 – 52.

Jemt T, Back T, Petersson. Precision of CNC-milled titanium frameworks for implant treatment in the edentulous jaw. Int J Prosthodont. **1999** May – Jun; 12(3): 209 – 215.

Jensen SS, Broggini N, Hjørting-Hansen E, Schenk R, Buser D. Bone healing and graft resorption of autograft, anorganic bovine bone and beta-tricalcium phosphate. A histologic and histomorphometric study in the mandibles of minipigs. Clin Oral Implants Res, **2006** Jun; 17 (3): 237 – 243.

Jensen SS, Yeo A, Dard M, Hunziker E, Schenk R, Buser D. Evaluation of a novel biphasic calcium phosphate in standardized bone defects. A histologic and histomorphometric study in the mandibles of minipigs. Clin Oral Implants Res. **2007** Dec; 18(6): 752 – 760.

Jensen SS, Bornstein MM, Dard M, Bosshardt DD, Buser D. Comparative study of biphasic calcium phosphates with different HA/TCP ratios in mandibular bone defects. A long-term histomorphometric study in minipigs. J Biomed Mater Res B Appl Biomater. **2009** Jul; 90(1): 171 – 181.

Jensen SS, Bosshardt DD, Gruber R, Buser D. Long-term stability of contour augmentation in the esthetic zone. Histologic and histomorphometric evaluation of 12 human biopsies 14 to 80 months after augmentation. J Periodontol **2014**.

Joda T, Wittneben JG, Brägger U. A novel cryo-mechanical approach for the removal of blocked nonretrievable implant components. Int J Oral Maxillofac Implants. **2013** Jan – Feb; 28(1): e45 – e47.

Jundt G, Bertoni F, Unni KK, Saito K, Dehner LP: Benign tumors of bone and cartilage. In: Barnes L, Eveson JW, Reichart P, Sidransky D (eds): World Health Organization Classification of Tumours, Pathology and Genetics of Head and Neck Tumors. Lyon: IARC Press; **2005**: 53 – 57.

Jung RE, Pjetursson BE, Glauser R, Zembic A, Zwahlen M, Lang NP. A systematic review of the 5-year survival and complication rates of implant-supported single crowns. Clin Oral Implants Res. **2008** Feb; 19(2): 119 – 130.

Jung RE, Zembic A, Pjetursson BE, Zwahlen M, Thoma DS. Systematic review of the survival rate and the incidence of biological, technical, and aesthetic complications of single crowns on implants reported in longitudinal studies with a mean follow-up of 5 years. Clin Oral Implants Res. **2012** Oct; 23 Suppl 6: 2 – 21.

Kaiser M, Wasserman A, Strub JR. [Long-term clinical results of VITA In-Ceram Classic: a systematic review.] [Article in German.] Schweiz Monatsschr Zahnmed. **2006**; 116(2): 120 – 128.

Kan JY, Rungcharassaeng K, Bohsali K, Goodacre CJ, Lang BR. Clinical methods for evaluating implant framework fit. J Prosthet Dent. **1999** Jan; 81(1): 7 – 13.

Kapos T, Evans C. CAD/CAM technology for implant abutments, crowns, and superstructures. Int J Oral Maxillofac Implants. 2o014; 29 Suppl: 117 – 136.

Katsikeris N, Kakarantza-Angelopoulou E, Angelopoulos AP: Peripheral giant cell granuloma. Clinicopathologic study of 224 new cases and review of 956 reported cases. Int J Oral Maxillofac Surg. 1988 Apr; 17(2): 94 – 99.

Keith SE, Miller BH, Woody RD, Higginbottom FL. (1999). Marginal discrepancy of screw-retained and cemented metal-ceramic crowns on implants abutments. Int J Oral Maxillofac Implants. **1999** May – Jun; 14(3): 369 – 378.

Keller W, Brägger U, Mombelli A. Peri-implant microflora of implants with cemented and screw retained suprastructures. Clin Oral Implants Res. **1998** Aug; 9(4): 209 – 217.

Khraisat A, Stegaroiu R, Nomura S, Miyakawa O. Fatigue resistance of two implant/abutment joint designs. J Prosthet Dent. 2002 Dec; 88(6): 604 – 610.

Kim SS, Yeo IS, Lee SJ, Kim DJ, Jang BM, Kim SH, Han JS. Clinical use of alumina-toughened zirconia abutments for implant-supported restoration: prospective cohort study of survival analysis. Clin Oral Implants Res. **2013** May; 24(5): 517 – 522.

Kim JW, Kwon TG: Bisphosphonate-related osteonecrosis of the jaw at a previously grafted sinus. Implant Dent. **2014** Feb; 23(1): 18 – 21.

Koldsland OC, Scheie AA, Aass AM. Prevalence of peri-implantitis related to severity of the disease with different degrees of bone loss. J Periodontol. **2010** Feb; 81(2): 231 – 238.

Koller B, Att W, Strub JR. Survival rates of teeth, implants, and double crown-retained removable dental prostheses: a systematic literature review. Int J Prosthodont. **2011** Mar – Apr; 24: 109 – 117.

Korfage A, Schoen PJ, Raghoebar GM, Roodenburg JL, Vissink A, Reintsema H. Benefits of dental implants installed during ablative tumour surgery in oral cancer patients: a prospective 5-year clinical trial. Clin Oral Implants Res. **2010** Sep; 21(9): 971 – 979.

Korsch M, Obst U, Walther W: Cement-associated peri-implantitis: a retrospective clinical observational study of fixed implant-supported restorations using a methacrylate cement. Clin Oral Implants Res. **2014** Jul; 25(7): 797 – 805.

Kwok J, Eyeson J, Thompson I, McGurk M. Dental implants and squamous cell carcinoma in the at risk patient—report of three cases. Br Dent J. **2008** Nov 22; 205(10): 543 – 545.

Kwon TG, Lee CO, Park JW, Choi SY, Rijal G, Shin HI. Osteonecrosis associated with dental implants in patients undergoing bisphosphonate treatment. Clin Oral Implants Res. **2012** Dec 26. doi: 10.1111/clr.12088. [Epub ahead of print]

Kwon TG, Lee CO, Park JW, Choi SY, Rijal G, Shin HI. Osteonecrosis associated with dental implants in patients undergoing bisphosphonate treatment. Clin Oral Implants Res. **2014** May; 25(5): 632 – 640.

Landesberg R, Eisig S, Fennoy I, Siris E. Alternative indications for bisphosphonate therapy. J Oral Maxillofac Surg. **2009** May; 67 (5 Suppl): 27 – 34.

Lang NP, Tonetti MS. Periodontal risk assessment (PRA) for patients in supportive periodontal therapy (SPT). Oral Health Prev Dent **2003** 1: 7 – 16.

Lang NP, Pjetursson BE, Tan K, Brägger U, Egger M, Zwahlen M. A systematic review of the survival and complication rates of fixed partial dentures (FPDs) after an observation period of at least 5 years. II. Combined tooth/implant-supported FPDs. Clin Oral Implants Res. **2004** Dec; 15(6): 643 – 653.

Lang NP, Berglundh T; Working Group 4 of Seventh European Workshop on Periodontology. Periimplant diseases: where are we now? Consensus of the Seventh European Workshop on Periodontology. J Clin Periodontol. **2011** Mar; 38 Suppl 11: 178 – 181.

Lazarovici TS, Yahalom R, Taicher S, Schwartz-Arad D, Peleg O, Yarom N. Bisphosphonate-related osteonecrosis of the jaw associated with dental implants. J Oral Maxillofac Surg. **2010** Apr; 68(4): 790 – 796.

Lee FK, Tan KB, Nicholls JI. Critical bending moment of four implant-abutment interface designs. Int J Oral Maxillofac Implants. **2010** Jul – Aug; 25(4): 744 – 751.

Leonhardt A, Bergström C, Lekholm U. Microbiologic diagnostics at titanium implants. Clin Implant Dent Relat Res. **2003**; 5(4): 226 – 232.

Lin GH, Chan HL, Wang HL. The significance of keratinized mucosa on implant health: a systematic review. J Periodontol. **2013** Dec; 84(12): 1755 – 1967.

Lindquist LW, Carlsson GE, Jemt T. Association between marginal bone loss around osseointegrated mandibular implants and smoking habits: a 10-year follow-up study. J Dent Res. **1997** Oct; 76(10): 1667 – 1674.

Linkevicius T, Vindasiute E, Puisys A, Peciuliene V. The influence of margin location on the amount of undetected cement excess after delivery of cement-retained implant restorations. Clin Oral Implants Res. **2011** Dec; 22(12): 1379 – 1384.

Linkevicius T, Vindasiute E, Puisys A, Linkeviciene L, Maslova N, Puriene A. The influence of the cementation margin position on the amount of undetected cement. A prospective clinical study. Clin Oral Implants Res. **2012** Jan; 24(1): 71 – 76.

Linkevicius T, Puisys A, Vindasiute E, Linkeviciene L, Apse P. Does residual cement around implant-supported restorations cause peri-implant disease? A retrospective case analysis. Clin Oral Implants Res. **2013** Nov; 24(11): 1179 – 1184.

López-Cedrún JL, Sanromán JF, García A, Peñarrocha M, Feijoo JF, Limeres J, Diz P. Oral bisphosphonate-related osteonecrosis of the jaws in dental implant patients: a case series. Br J Oral Maxillofac Surg. **2013** Dec; 51(8): 874 – 879.

López-Jornet P, Camacho-Alonso F, Sánchez-Siles M. Dental implants in patients with oral lichen planus: a cross-sectional study. Clin Implant Dent Relat Res. **2014** Feb; 16(1): 107 – 115.

Lujan-Climent M, Martinez-Gomis J, Palau S, Ayuso-Montero R, Salsench J, Peraire M. Influence of static and dynamic occlusal characteristics and muscle force on masticatory performance in dentate adults. Eur J Oral Sci. **2008** Jun; 116(3): 229 – 236.

Lulic M, Brägger U, Lang NP, Zwahlen M, Salvi GE. Ante's (1926) law revisited: a systematic review on survival rates and complications of fixed dental prostheses (FDPs) on severely reduced periodontal tissue support. Clin Oral Implants Res. **2007** Jun; 18 Suppl 3: 63 – 72.

Luterbacher S, Fourmousis I, Lang NP, Brägger U. Fractured prosthetic abutments in osseointegrated implants: a technical complication to cope with. Clin Oral Impl Res. **2000** Apr; 11(2): 163 – 170.

Madrid C, Sanz M. What impact do systemically administrated bisphosphonates have on oral implant therapy? A systematic review. Clin Oral Implants Res. **2009** Sep; 20 Suppl: 87 – 95.

Maló P, Rigolizzo M, Nobre MD, Lopes A, Agliardi E. Clinical outcomes in the presence and absence of keratinized mucosa in mandibular guided implant surgeries: a pilot study with a proposal for the modification of the technique. Quintessence Int. **2013** Feb; 44(2): 149 – 157.

Mannem S, Chava VK: Management of an unusual peripheral giant cell granuloma: A diagnostic dilemma. Contemp Clin Dent. **2012** Jan; 3(1): 93 – 96.

Marsh PD, Devine DA. How is the development of dental biofilms influenced by the host? J Clin Periodontol. **2011** Mar; 38(11 Suppl): 28 – 35.

Marx RE. Pamidronate (Aredia) and zoledronate (Zometa) induced avascular necrosis of the jaws: a growing epidemic. J Oral Maxillofac Surg. **2003** Sep; 61 (9): 1115 – 1117.

Máximo MB, de Mendonça AC, Renata Santos V, Figueiredo LC, Feres M, Duarte PM. Short-term clinical and microbiological evaluations of peri-implant diseases before and after mechanical anti-infective therapies. Clin Oral Implants Res. **2009** Jan; 20(1): 99 – 108.

McGuff HS, Heim-Hall J, Holsinger FC, Jones AA, O'Dell DS, Hafemeister AC. Maxillary osteosarcoma associated with a dental implant: Report of a case and review of the literature regarding implant-related sarcomas. J Am Dent Assoc. **2008** Aug; 139(8): 1052 – 1059.

Meijer GJ, Dieleman FJ, Bergé SJ, Merkx MA. Removal of an oral squamous cell carcinoma including parts of osseointegrated implants in the marginal mandibulectomy. A case report. Oral Maxillofac Surg. **2010** Dec; 14(4): 253 – 256.

Meng JC, Everts JE, Qian F, Gratton DG. Influence of connection geometry on dynamic micromotion at the implant-abutment interface. Int J Prosthodont. **2007** Nov – Dec; 20(6): 623 – 625.

Mighell AJ, Robinson PA, Hume WJ: Peripheral giant cell granuloma: a clinical study of 77 cases from 62 patients, and literature review. Oral Dis. **1995** Mar; 1(1): 12 – 19.

Migliorati C. Bisphosphonates and oral cavity avascular bone necrosis. J Clin Oncol. **2003** Nov; 21(22): 4253 – 4254.

Miron RJ, Hedbom E, Saulacic N, Zhang Y, Sculean A, Bosshardt DD, Buser D. Osteogenic potential of autogenous bone grafts harvested with four different surgical techniques. J Dent Res. 2011 Dec; 90(12): 1428 – 1433.

Miron RJ, Gruber R, Hedbom E, Saulacic N, Zhang Y, Sculean A, Bosshardt DD, Buser D. Impact of bone harvesting techniques on cell viability and the release of growth factors of autografts. Clin Impl Dent Rel Res. **2013** Aug; 15(4): 481 – 489.

Misch CE, Goodacre CJ, Finley JM, Misch CM, Marinbach M, Dabrowsky T, English CE, Kois JC, Cronin JR Jr. Consensus conference panel report: crown-height space guidelines for implant dentistry—part 2. Implant Dent. **2006** Jun; 15(2): 113 – 121.

Moergel M, Kämmerer P, Kasaj A, Armouti E, Alshihri A, Weyer V, Al-Nawas B. Chronic periodontitis and its possible association with oral squamous cell carcinoma—a retrospective case control study. Head Face Med. **2013** Dec 9; 9: 39.

Moergel M, Karbach J, Kunkel M, Wagner W. Oral squamous cell carcinoma in the vicinity of dental implants. Clin Oral Investig. **2014** Jan; 18(1): 277 – 284.

Mombelli A, Décaillet F. The characteristics of biofilms in peri-implant disease. J Clin Periodontol. **2011** Mar; 38(11 Suppl): 203 – 213.

Mombelli A, Müller N, Cionca N. The epidemiology of peri-implantitis. Clin Oral Implants Res. **2012** Oct; 23(6 Suppl): 67 – 76.

Moráguez OD, Belser UC. The use of polytetrafluoroethylene tape for the management of screw access channels in implant-supported prostheses. J Prosthet Dent. **2010** Mar; 103(3): 189 – 191.

Motamedi MH, Eshghyar N, Jafari SM, Lassemi E, Navi F, Abbas FM, Khalifeh S, Eshkevari PS: Peripheral and central giant cell granulomas of the jaws: a demographic study. Oral Surg Oral Med Oral Pathol Oral Radiol Endod. **2007** Jun; 103(6): e39–e43.

Moxley JE, Stoelinga PJ. Blijdorp PA. (1997) Squamous cell carcinoma associated with a mandibular staple implant. J Oral Maxillofac Surg. **1997** Sep; 55(9): 1020–1022.

Neldam CA, Pinholt EM. State of the art of short dental implants: a systematic review of the literature. Clin Implant Dent Relat Res. **2012** Aug; 14(4): 622–632.

Nelson K, Heberer S, Glatzer C. Survival analysis and clinical evaluation of implant-retained prostheses in oral cancer resection patients over a mean follow-up period of 10 years. J Prosthet Dent. **2007** Nov; 98(5): 405–410.

O'Leary TJ, Standish SM, Bloomer RS. Severe periodontal destruction following impression procedures. J Periodontol. **1973** Jan; 44(1): 43–48.

Olmedo DG, Tasat DR, Duffó G, Guglielmotti MB, Cabrini RL. The issue of corrosion in dental implants: a review, Acta Odontol Latinoam. **2009**; 22(1): 3–9.

Olmedo DG, Paparella ML, Brandizzi D, Cabrini RL: Reactive lesions of peri-implant mucosa associated with titanium dental implants: a report of 2 cases. Int J Oral Maxillofac Surg. **2010** May; 39(5): 503–507.

Örtorp A, Jemt T, Bäck T, Jälevik T. Comparisons of Precision of Fit Between Cast and CNC-Milled Titanium Implant Frameworks for the Edentulous Mandible. Int J Prosthodont. **2003** Mar–Apr; 16(2): 194–200.

Osman RB, Payne AG, Ma S. Prosthodontic maintenance of maxillary implant overdentures: a systematic literature review. Int J Prosthodont. **2012** Jul–Aug; 25(4): 381–391.

Özden FO, Özden B, Kurt M, Gündüz K, Günhan O: Peripheral giant cell granuloma associated with dental implants: a rare case report. Int J Oral Maxillofac Implants. **2009** Nov–Dec; 24(6): 1153–1156.

Palmer RM, Wilson RF, Hasan AS, Scott DA. Mechanisms of action of environmental factors—tobacco smoking. J Clin Periodontol. **2005**; 32 Suppl 6: 180–195.

Papaspyridakos P, Chen CJ, Chuang SK, Weber HP, Gallucci GO. A systematic review of biologic and technical complications with fixed implant rehabilitations for edentulous patients. Int J Oral Maxillofac Implants. **2012** Jan–Feb; 27(1): 102–110.

Parashar P. Oral lichen planus. Otolaryngolog Clin North Am. **2011** Feb; 44(1): 89–107.

Peñarrocha-Diago MA, Cervera-Ballester J, Maestre-Ferrín L, Peñarrocha-Oltra D: Peripheral giant cell granuloma associated with dental implants: clinical case and literature review. J Oral Implantol. **2012** Sep; 38(Spec No): 527–532.

Persson LG, Berglundh T, Lindhe J, Sennerby L. Re-osseointegration after treatment of peri-implantitis at different implant surfaces. An experimental study in the dog. Clin Oral Implants Res. **2001** Dec; 12(6): 595–603.

Persson GR, Samuelsson E, Lindahl C, Renvert S. Mechanical non-surgical treatment of peri-implantitis: a single-blinded randomized longitudinal clinical study. II. Microbiological results. J Clin Periodontol. **2010** Jun; 37(6): 563–573.

Phal PM, Myall RW, Assael LA, Weissman JL. Imaging findings of bisphosphonate-associated osteonecrosis of the jaws. AJNR Am J Neuroradiol. **2007** Jun–Jul; 28(6): 1139–1145.

Piattelli A, Cosci F, Scarano A, Trisi P. Localized chronic suppurative bone infection as a sequel of peri-implantitis in a hydroxyapatite-coated dental implant. Biomaterials. **1995** Aug; 16(12): 917–920.

Piattelli A, Scarano A, Favero L, Iezzi G, Petrone G, Favero GA. Clinical and histologic aspects of dental implants removed due to mobility. J Periodontol. **2003** Mar; 74(3): 385–390.

Pjetursson BE, Tan K, Lang NP, Brägger U, Egger M, Zwahlen M. A systematic review of the survival and complication rates of fixed partial dentures (FPDs) after an observation period of at least 5 years IV. Cantilever or extension FPDs. Clin Oral Impl Res **2004** Dec; 15(6): 667–676.

Pjetursson BE, Brägger U, Lang NP, Zwahlen M. Comparison of survival and complication rates of tooth-supported fixed dental prostheses (FDPs) and implant-supported FDPs and single crowns (SCs). Clin Oral Implants Res. **2007** Jun; 18(3 Suppl): 97–113.

Pjetursson BE, Tan WC, Tan K, Brägger U, Zwahlen M, Lang NP. A systematic review of the survival and complication rates of resin-bonded bridges after an observation period of at least 5 years. Clin Oral Implants Res. **2008** Feb; 19(2): 131 – 141.

Pjetursson BE, Thoma D, Jung R, Zwahlen M, Zembic A. A systematic review of the survival and complication rates of implant-supported fixed dental prostheses (FDPs) after a mean observation period of at least 5 years. Clin Oral Implants Res. **2012** Oct; 23 Suppl 6: 22 – 38.

Pjetursson BE, Asgeirsson AG, Zwahlen M, Sailer I. Improvements in implant dentistry over the last decade: comparison of survival and complication rates in older and newer publications. Int J Oral Maxillofac Implants. **2014**; 29 Suppl: 308 – 324.

Pontoriero R, Tonelli MP, Carnevale G, Mombelli A, Nyman SR, Lang NP. Experimentally induced peri-implant mucositis. A clinical study in humans. Clin Oral Implants Res. **1994** Dec; 5(4): 254 – 259.

Ramberg P, Lindhe J, Botticelli D, Botticelli A. The effect of a triclosan dentifrice on mucositis in subjects with dental implants: a six-month clinical study. J Clin Dent. **2009**; 20(3): 103 – 107.

Rangert B, Krogh PH, Langer B, Van Roekel N. Bending overload and impact fracture: a retrospective clinical analysis. Int J Oral Maxillofac Implants **1996** Sep – Oct; 11(5): 575.

Ravald N, Hamp SE, Brikhed D. (1986). Long-term evaluation of root surface caries in periodontally treated patients. J Clin Periodontol. **1986** Sep; 13(8): 758 – 767.

Reclaru L, Meyer JM. Study of corrosion between a titanium implant and dental alloys. J Dent. **1994** Jun; 22(3): 159 – 168.

Ree MH. An unusual swelling following endodontic and prosthodontic treatment of a mandibular molar due to a foreign body reaction. Int Endod J; **2001** Oct; 34(7): 562 – 567.

Reichart PA, Philipsen HP. Oral erythroplakia—a review. Oral Oncol. **2005** Jul; 41(6): 551 – 561.

Robbins KT, Clayman G, Levine PA, Medina J, Sessions R, Shaha A, Som P, Wolf GT; American Head and Neck Society; American Academy of Otolaryngology—Head and Neck Surgery. Neck dissection classification update: Revisions proposed by the American Head and Neck Society and the American Academy of Otolaryngology—Head and Neck Surgery. Arch Otolaryngol Head Neck Surg. **2002** Jul; 128(7): 751 – 758.

Roccuzzo M, Bonino F, Aglietta M, Dalmasso P. Ten-year results of a three arms prospective cohort study on implants in periodontally compromised patients. Part 2: clinical results. Clin Oral Implants Res. **2012** Apr; 23(4): 389 – 395.

Rohlin M, Nilner K, Davidson T, Gynther G, Hultin M, Jemt T, Lekholm U, Nordenram G, Norlund A, Sunnegardh-Gronberg K, Tranaeus S. Treatment of adult patients with edentulous arches: a systematic review. Int J Prosthodont. **2012** Nov – Dec; 25(6): 553 – 567.

Romanos GE, Gupta B, Eckert SE. Distal cantilevers and implant dentistry. Int J Oral Maxillofac Implants. **2012** Sep – Oct; 27(5): 1131 – 1136.

Romeo E, Storelli S. Systematic review of the survival rate and the biological, technical, and aesthetic complications of fixed dental prostheses with cantilevers on implants reported in longitudinal studies with a mean of 5 years follow-up. Clin Oral Implants Res. **2012** Oct; 23 (Suppl 6): 39 – 49.

Roopashree MR, Gondhalekar RV, Shashikanth MC. George J, Thippeswamy SH, Shukla A. Pathogenesis of oral lichen planus—a review. J Oral Pathol Med. **2010** Nov; 39(10): 729 – 734.

Rosling B, Nyman S, Lindhe J. The effect of systematic plaque control on bone regeneration in infrabony pockets. J Clin Periodontol. **1976** Feb; 3(1): 38 – 53.

Ruggiero SL, Woo SB. Biophosphonate-related osteonecrosis of the jaws. Dent Clin North Am. **2008** Jan; 52(1): 111 – 128.

Ruggiero SL, Dodson TB, Assael LA, Landesberg R, Marx RE, Mehrotra B. American Association of Oral and Maxillofacial Surgeons position paper on bisphosphonate-related osteonecrosis of the jaws—2009 update. J Oral Maxillofac Surg. **2009** May; 67(5 Suppl): 2 – 12.

Sailer M, Vykoupil KF, Peest D, Coldewey R, Deicher H, Georgii A. Prognostic relevance of a histologic classification system applied in bone marrow biopsies from patients with multiple myeloma: a histopathological evaluation of biopsies from 153 untreated patients. Eur J Haematol. **1995** Mar; 54(4): 137–146.

Sailer I, Pjetursson BE, Zwahlen M, Hämmerle CH. A systematic review of the survival and complication rates of all-ceramic and metal-ceramic reconstructions after an observation period of at least 3 years. Part II: Fixed dental prostheses. Clin Oral Implants Res. **2007** Jun; 18 Suppl 3: 86–96.

Sailer I, Mühlemann S, Zwahlen M, Hämmerle CH, Schneider D. Cemented and screw-retained implant reconstructions: a systematic review of the survival and complication rates. Clin Oral Implants Res. **2012** Oct; 23 Suppl 6: 163–201.

Sakaguchi RL, Borgersen SE. Nonlinear finite element contact analysis of dental implant components. The Int J Oral Maxillofac Implants. **1993**; 8(6): 655–661.

Sakaguchi RL, Borgersen SE. Nonlinear contact analysis of preload in dental implant screws. Int J Oral Maxillofac Implants. **1995** May–Jun; 10(3): 295–302.

Salinas T, Eckert S. Implant-supported single crowns predictably survive to five years with limited complications. J Evid Based Dent Pract. **2012** Sep; 12(3 Suppl): 213–214.

Salvi GE, Lang NP. Diagnostic parameters for monitoring peri-implant conditions. Int J Oral Maxillofac Implants. **2004**; 19 Suppl: 116–127.

Salvi GE, Brägger U. Mechanical and technical risks in implant therapy. Int J Oral Maxillofac Implants. **2009**; 24 Suppl: 69–85.

Salvi GE, Aglietta M, Eick S, Sculean A, Lang NP, Ramseier CA. Reversibility of experimental peri-implant mucositis compared with experimental in gingivitis in humans. Clin Oral Implants Res. **2012** Feb; 23(2): 182–190.

Salvi GE, Zitzmann NU. The effects of anti-infective preventive measures on the occurrence of biologic implant complications and implant loss: a systematic review. Int J Oral Maxillofac Implants. **2014**; 29 Suppl: 292–307.

Scarano A, Iezzi G, Artese L, Cimorelli E, Piattelli A: Peripheral giant cell granuloma associated with a dental implant. A case report. Minerva Stomatol. **2008** Oct; 57(10): 529–534.

Schache A, Thavaraj S, Kalavrezos N. Osseointegrated implants: A potential route of entry for squamous cell carcinoma of the mandible. Br J Oral Maxillofac Surg. **2008** Jul; 46(5): 397–399.

Schenk RK, Buser D, Hardwick WR, Dahlin C. Healing pattern of bone regeneration in membrane-protected defects. A histologic study in the canine mandible. Int J Oral Maxillofac Implants. **1994** Jan–Feb; 9: 13–29.

Schiegnitz E, Al-Nawas B, Kammerer PW, Grotz KA. Oral rehabilitation with dental implants in irradiated patients: a meta-analysis on implant survival. Clin Oral Investig. **2014** Apr; 18(3): 687–698.

Schley JS, Heussen N, Reich S, Fischer J, Haselhuhn K, Wolfart S. Survival probability of zirconia-based fixed dental prostheses up to 5 yr: a systematic review of the literature. Eur J Oral Sci. 2010 Oct; 118(5): 443–450.

Schroeder A, Sutter F, Krekeler G. Oral Implantology. Stuttgart: Georg Thieme Verlag; **1988**.

Schrott AR, Jimenez M, Hwang JW, Fiorellini J, Weber HP. Five-year evaluation of the influence of keratinized mucosa on peri-implant soft-tissue health and stability around implants supporting full-arch mandibular fixed prostheses. Clin Oral Implants Res. **2009** Oct; 20(10): 1170–1177.

Schwarz F, Sahm N, Becker J. Combined surgical therapy of advanced peri-implantitis lesions with concomitant soft tissue volume augmentation. A case series. Clin Oral Implants Res. **2014** Jan; 25(1): 132–136.

Serino G, Ström C. Peri-implantitis in partially edentulous patients: association with inadequate plaque control. Clin Oral Implants Res. **2009** Feb; 20(2): 169–174.

Shirota T, Nakamura A, Matsui Y, Hatori M, Nakamura M, Shintani S. Bisphosphonate-related osteonecrosis of the jaw around dental implants in the maxilla: report of a case. Clin Oral Implants Res. **2009** Dec; 20(12): 1402–1408.

Sicilia A, Cuesta S, Coma G, Arregui I, Guisasola C, Ruiz E, Maestro A. Titanium allergy in dental implant patients: a clinical study on 1500 consecutive patients. Clin Oral Implants Res. **2008** Aug; 19(8): 823–835.

Sohrabi K, Mushantat A, Esfandiari S, Feine J. How successful are small-diameter implants? A literature review. Clin Oral Implants Res. **2012** May; 23(5): 515–525.

Srinivasan M, L, Rieder P, Moraguez O, Bernard JP, Belser UC. Efficacy and predictability of short dental implants (< 8 mm): a critical appraisal of the recent literature. Int J Oral Maxillofac Implants. **2012** Nov–Dec; 27(6): 1429–1437.

Stavropoulou AF, Koidis PT. A systematic review of single crowns on endodontically treated teeth. J Dent. **2007** Oct; 35(10): 761–767.

Steinemann SG. Titanium—the material of choice? Periodontol 2000. **1998** Jun; 17: 7–21.

Stimmelmayr M, Edelhoff D, Güth JF, Erdelt K, Happe A, Beuer F. Wear at the titanium-titanium and the titanium-zirconia implant-abutment interface: a comparative in vitro study. Dent Mater. **2012** Dec; 28(12): 1215–1220.

Stockmann P, Hinkmann FM, Lell MM, Fenner M, Vairaktaris E, Neukam FW, Nkenke E. Panoramic radiograph, computed tomography or magnetic resonance imaging. Which imaging technique should be preferred in bisphosphonate-associated osteonecrosis of the jaw? A prospective clinical study. Clin Oral Investig. **2010** Jun; 14(3): 311–317.

Sunnegardh-Gronberg K, Davidson T, Gynther G, Jemt T, Lekholm U, Nilner K, Nordenram G, Norlund A, Rohlin M, Tranaeus S, Hultin M. Treatment of adult patients with partial edentulism: a systematic review. Int J Prosthodont. **2012** Nov–Dec; 25(6): 568–581.

Sverzut CE, Sverzut AT, de Matos FP, Kato RB, Trivellato AE, de Oliveira PT. Mandibular bisphosphonate-related osteonecrosis after dental implant rehabilitation: a case report. Implant Dent. **2012** Dec; 21(6): 449–453.

Swierkot K, Brusius M, Leismann D, Nonnenmacher C, Nüsing R, Lubbe D, Schade-Brittinger C, Mengel R. Eur J Oral Implantol. Manual versus sonic-powered toothbrushing for plaque reduction in patients with dental implants: an explanatory randomised controlled trial. **2013** Summer; 6(2): 133–144.

Tan K, Pjetursson BE, Lang NP, Chan ES. A systematic review of the survival and complication rates of fixed partial dentures (FPDs) after an observation period of at least 5 years. III. Clin Oral Implants Res. **2004** Dec; 15(6): 654–666.

Tang JA, Rieger JM, Wolfaardt JF. A review of functional outcomes related to prosthetic treatment after maxillary and mandibular reconstruction in patients with head and neck cancer. Int J Prosthodont. **2008** Jul–Aug; 21(4): 337–354.

ten Bruggenkate CM, Sutter F, van den Berg JP, Oosterbeek HS. . Explanation procedure with special emphasis on the ITI implant system. Int J Oral Maxillofac Implants. **1994** Mar–Apr; 9(2): 223–229.

Tezal M, Sullivan MA, Reid ME, Marshall JR, Hyland A, Loree T, Lillis C, Hauck L, Wactawski-Wende J, Scannapieco FA. (2007) Chronic periodontitis and the risk of tongue cancer. Arch Otolaryngol Head Neck Surg. **2007** May; 133(5): 450–454.

Theoharidou A, Petridis HP, Tzannas K, Garefis P. Abutment screw loosening in single-implant restorations: a systematic review. Int J Oral Maxillofac Implants. **2008** Jul–Aug; 23(4): 681–690.

Thoma DS, Jones AA, Dard M, Grize L, Obrecht M, Cochran DL. Tissue integration of a new titanium-zirconium dental implant: a comparative histologic and radiographic study in the canine. J Periodontol. **2012** Oct; 82(10): 1453–1461.

Timmerman R, Stoker GT, Wismeijer D et al: Patient satisfaction with implant-supported mandibular overdentures: a comparison of three different treatment strategies with ITI-dental implants in a randomized controlled clinical trial 8 years after treatment. J Dent Res **2004**; 83: 630–633.

Torsello F, di Torresanto VM, Ercoli C, Cordaro L. Evaluation of the marginal precision of one-piece complete arch titanium frameworks fabricated using five different methods for implant-supported restorations. Clin Oral Implants Res. **2008** Aug; 19(8): 772–779.

Tosches NA, Brägger U, Lang NP. Marginal fit of cemented and screw-retained crowns incorporated on the Straumann (ITI) Dental Implant System: an in vitro study. Clin Oral Implants Res. **2009** Jan; 20(1): 79–86.

Trombelli L, Farina R. Efficacy of triclosan-based toothpastes in the prevention and treatment of plaque-induced periodontal and peri-implant diseases. Minerva Stomatol. **2013** Mar; 62(3): 71 – 88.

van der Waal I. Potentially malignant disorders of the oral and oropharyngeal mucosa; terminology, classification and present concepts of management. Oral Oncol. **2009** Apr – May; 45(4 – 5): 317 – 323.

van Heumen CC, Kreulen CM, Creugers NH. Clinical studies of fiber-reinforced resin-bonded fixed partial dentures: a systematic review. Eur J Oral Sci. **2009** Feb; 117(1): 1 – 6.

Vervaeke S, Collaert B, Cosyn J, Deschepper E, De Bruyn H. A Multifactorial Analysis to Identify Predictors of Implant Failure and Peri-Implant Bone Loss. Clin Implant Dent Relat Res. **2013** Sep 4. doi: 10.1111/cid.12149. [Epub ahead of print]

von Arx T, Broggini N, Jensen SS, Schenk RK, Buser D. Membrane durability and tissue response of different bioresorbable barrier membranes: a histologic study in the rabbit calvarium. Int J Oral Maxillofac Implants. **2005** Nov – Dec; 20(6): 843 – 853.

von Arx T, Buser D. Horizontal ridge augmentation using autogenous block grafts and the guided bone regeneration technique with collagen membranes: a clinical study with 42 patients. Clin Oral Implants Res. **2006** Aug; 17(4): 359 – 366.

Wadhwani CP, Chung KH. The role of cements in dental implant success, Part 2. Dent Today. **2013** Jun; 32(6): 46, 48 – 51.

Walter C, Al-Nawas B, Grötz KA, Thomas C, Thüroff JW, Zinser V, Gamm H, Beck J, Wagner W. Prevalence and risk factors of bisphosphonate-associated osteonecrosis of the jaw in prostate cancer patients with advanced disease treated with zoledronate. Eur Urol. **2008** Nov; 54(5): 1066 – 1072.

Walton JN, Huizinga SC, Peck CC. Implant angulation: a measurement technique, implant overdenture maintenance, and the influence of surgical experience. Int J Prosthodont. **2001** Nov – Dec; 14(6): 523 – 530.

Wilson TG Jr. The positive relationship between excess cement and peri-implant disease: a prospective clinical endoscopic study. J Periodontol. **2009** Sep; 80(9): 1388 – 1392.

Wiskott HWA. Fixed prosthodontics: principles and clinics. London: Quintessence; **2011**.

Wismeijer D, Brägger U, Evans C, Kapos T, Kelly R, Millen C, Wittneben J, Zembic A, Taylor TD. Consensus Statements and Recommended Clinical Procedures Regarding Restorative Materials and Techniques for Implant Dentistry. Int J Oral Maxillofac Implants. **2013** Aug 15; 28 Suppl; 137 – 140.

Wismeijer D, Vermeeren JI, van Waas MA. Overdentures supported by ITI implants: a 6.5-year evaluation of patient satisfaction and prosthetic aftercare. Int J Oral Maxillofac Implants. **1995** Nov-Dec; 10(6): 744 – 749.

Wittneben JG, Wright RF, Weber HP, Gallucci GO. A systematic review of the clinical performance of CAD/CAM single-tooth restorations. Int J Prosthodont. **2009** Sep – Oct; 22: 466 – 471.

Wittneben JG, Buser D, Belser UC, Brägger U. Peri-implant soft tissue conditioning with provisional restorations in the esthetic zone: the dynamic compression technique. Int J Periodontics Restorative Dent. **2013** Jul – Aug. 33(4): 447 – 455. (**a**)

Wittneben JG, Buser D, Salvi GE, Bürgin W, Hicklin S, Brägger U. Complication and failure rates with implant-supported fixed dental prostheses and single crowns: a 10-year retrospective study. Clin Implant Dent Relat Res. **2013** Apr 2. doi: 10.1111/cid.12066. [Epub ahead of print]. (**b**)

Wittneben JG, Millen C. Clinical performance of screw- versus cement-retained fixed implant supported reconstructions—a systematic review. Int J Oral Maxillofac Implants. **2014**; 29 Suppl: 84 – 98.

Yuan J, Sukotjo C. Occlusion for implant-supported fixed dental prostheses in partially edentulous patients: a literature review and current concepts. J Periodontal Implant Sci. **2013** Apr; 43(2): 51 – 57.

Zembic A, Kim S, Zwahlen M, Kelly JR. Systematic review of the survival rate and incidence of biologic, technical, and esthetic complications of single implant abutments supporting fixed prostheses. Int J Oral Maxillofac Implants. **2014**; 29 Suppl: 99 – 116.

Zinsli B, Sägesser T, Mericske E, Mericske-Stern R. Clinical evaluation of small-diameter ITI implants: a prospective study. Int J Oral Maxillofac Implants. **2004** Jan – Feb; (1): 92 – 99.

Zitzmann NU, Berglundh T, Marinello CP, Lindhe J. Experimental peri-implant mucositis in man. J Clin Periodontol. **2001** Jun; 28(6): 517–523.

Zitzmann NU, Berglundh T. Definition and prevalence of peri-implant diseases. J Clin Periodontol. **2008** Sep; 35(8 Suppl): 286–291.

Zurdo J, Romão C, Wennström JL. Survival and complication rates of implant-supported fixed partial dentures with cantilevers: a systematic review. Clin Oral Implants Res. **2009**; 20 Suppl 4: 59–66.

13 译后补记

宿玉成

本书为世界著名口腔种植专家所组成的国际口腔种植学会（ITI）教育委员会的共识性论著。本书中的某些名词，或是由本书提出的，或是先前已经存在的，但国际口腔种植学会（ITI）教育委员会基于口腔种植的临床实践已经形成了专有解释或专门概念。其中有些名词在出现的同时给予了详细的解释，有些则没有解释。为了方便读者对本书的理解和对应以前用中文建立的概念，有利于口腔种植的研究和临床实践，译者对后者进行补记。

1. 牙位记录

本书原著采用的牙位编码系统为世界牙科联盟（FDI，World Dental Federation）的二位数系统，中译版的"本书说明"，也遵循原著将相关语句翻译为"本书使用了世界牙科联盟（FDI，World Dental Federation）的牙位编码系统"。

但是在正文中，为更加符合中文读者的阅读习惯（国内以象限标记法更为常见），并避免阅读过程中发生理解错误，遂将单个牙位的记录均用汉字直接描述（例如，"15"译为"上颌右侧第二前磨牙"）。

此外，因为在本"临床指南"系列丛书中频繁使用阿拉伯数字标记牙位，容易与种植治疗中所描述的数字数据相混淆，也是汉译采用汉字直述的另一个原因。

少量涉及固定修复体的描述，为简洁并遵循原著，其牙位表示方法如下：天然牙位采用FDI二位数系统，缺失牙用x表示，如该位点为种植体，则在FDI牙位的二位数前面增加字母"i"（i为英文implant的首字母），一组固定修复体内的各牙位之间用"–"连接。例如：使用下颌右侧第一前磨牙天然牙与下颌右侧第二磨牙种植体混合支持以修复缺失的下颌右侧第二前磨牙与第一磨牙，则表示为"i47–x–x–44"。

2. 机械并发症、工艺并发症

本书中详细讨论了"mechanical and technical complications"。在以往的中文种植文献中，习惯性地将"technical complications"翻译为"技术并发症"。但是基于Salvi和Brägger（2009）的定义"Mechanical risk: Risk of a complication or failure of a prefabricated component caused by mechanical forces. Technical risk: Risk of a complication or failure of the laboratory-fabricated suprastructure or its materials"，本书将"mechanical complications"中译为"机械并发症"，将"technical complications"中译为"工艺并发症"。

机械并发症与工艺并发症合称为硬件并发症。

3. 硬件并发症

本书将并发症分为了两大类：生物学并发症、硬件并发症。其中生物学并发症是与种植体周围黏膜或骨相关。而硬件并发症是与种植体或修复部件相关，又具体分类为机械并发症和工艺并发症。